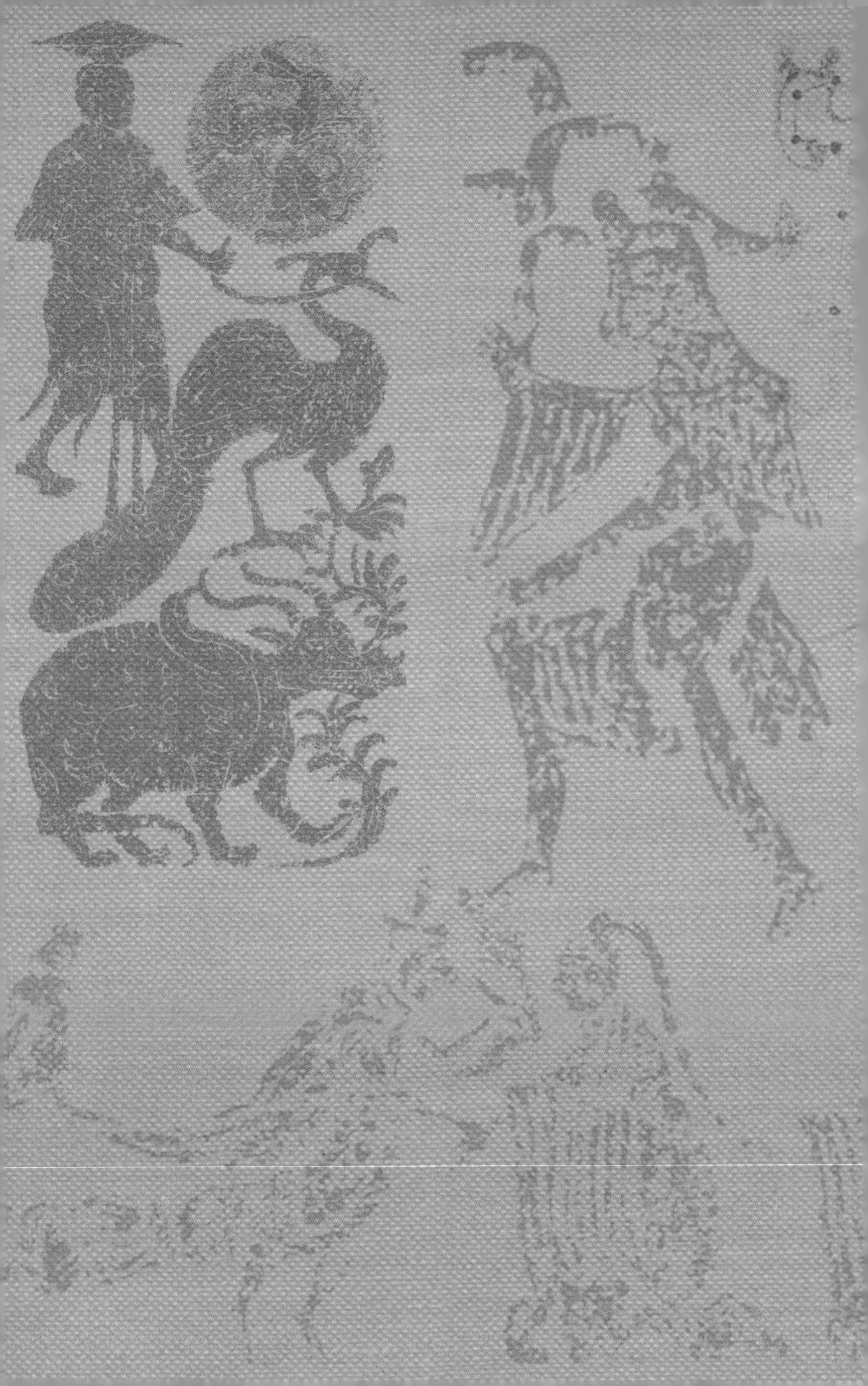

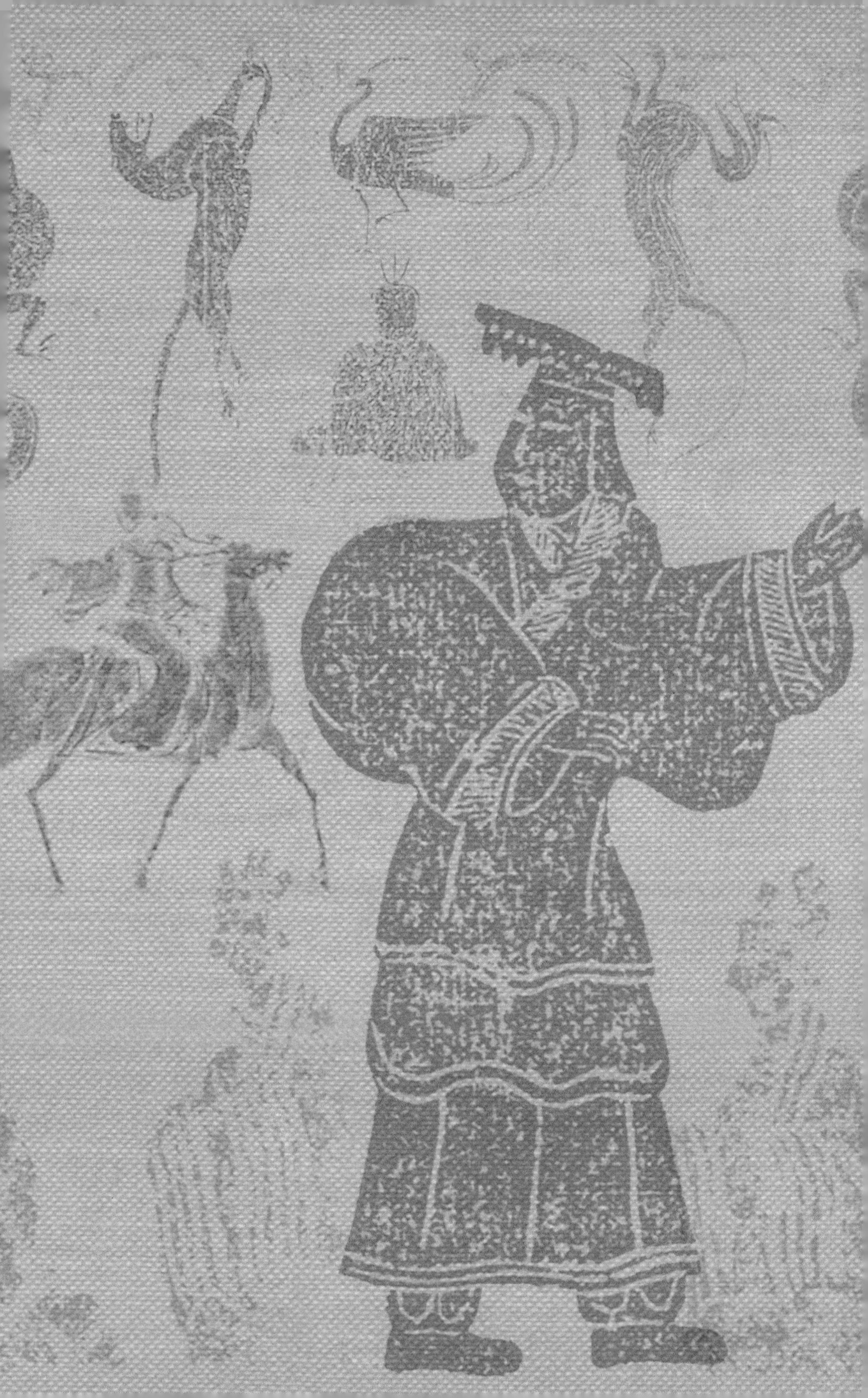

中国古医籍整理丛书

# 药　鉴

明·杜文燮　著

陈仁寿　王明强　苏文文　校注

中国中医药出版社

·北　京·

图书在版编目（CIP）数据

药鉴/（明）杜文燮著；陈仁寿，王明强，苏文文校注.
—北京：中国中医药出版社，2016.11（2024.7 重印）
（中国古医籍整理丛书）
ISBN 978-7-5132-3350-7

Ⅰ.①药… Ⅱ.①杜… ②陈… ③王… ④苏…
Ⅲ.①中药学—中国—明代 Ⅳ.①R28

中国版本图书馆 CIP 数据核字（2016）第 096761 号

中国中医药出版社出版
北京经济技术开发区科创十三街 31 号院二区 8 号楼
邮政编码 100176
传真 010 64405721
北京盛通印刷股份有限公司印刷
各地新华书店经销
*
开本 710×1000 1/16 印张 8.5 字数 58 千字
2016 年 11 月第 1 版 2024 年 7 月第 3 次印刷
书 号 ISBN 978-7-5132-3350-7
*
定价 25.00 元
网址 www.cptcm.com



**服务热线 010 64405510**
**购书热线 010 64065415 010 64065413**
**微信服务号 zgzyycbs**
**书店网址 csln.net/qksd/**
**官方微博 http://e.weibo.com/cptcm**
**淘宝天猫网址 http://zgzyycbs.tmall.com**

# 国家中医药管理局
# 中医药古籍保护与利用能力建设项目
## 组织工作委员会

**主　任　委　员**　王国强

**副 主 任 委 员**　王志勇　李大宁

**执行主任委员**　曹洪欣　苏钢强　王国辰　欧阳兵

**执行副主任委员**　李　昱　武　东　李秀明　张成博

**委　　　　员**

各省市项目组分管领导和主要专家

（山东省）武继彪　欧阳兵　张成博　贾青顺

（江苏省）吴勉华　周仲瑛　段金廒　胡　烈

（上海市）张怀琼　季　光　严世芸　段逸山

（福建省）阮诗玮　陈立典　李灿东　纪立金

（浙江省）徐伟伟　范永升　柴可群　盛增秀

（陕西省）黄立勋　呼　燕　魏少阳　苏荣彪

（河南省）夏祖昌　刘文第　韩新峰　许敬生

（辽宁省）杨关林　康廷国　石　岩　李德新

（四川省）杨殿兴　梁繁荣　余曙光　张　毅

各项目组负责人

王振国（山东省）　王旭东（江苏省）　张如青（上海市）

李灿东（福建省）　陈勇毅（浙江省）　焦振廉（陕西省）

蔡永敏（河南省）　鞠宝兆（辽宁省）　和中浚（四川省）

## 项目专家组

**顾　问**　马继兴　张灿玾　李经纬

**组　长**　余瀛鳌

**成　员**　李致忠　钱超尘　段逸山　严世芸　鲁兆麟
郑金生　林端宜　欧阳兵　高文柱　柳长华
王振国　王旭东　崔　蒙　严季澜　黄龙祥
陈勇毅　张志清

## 项目办公室（组织工作委员会办公室）

**主　任**　王振国　王思成

**副主任**　王振宇　刘群峰　陈榕虎　杨振宁　朱毓梅
刘更生　华中健

**成　员**　陈丽娜　邱　岳　王　庆　王　鹏　王春燕
郭瑞华　宋咏梅　周　扬　范　磊　张永泰
罗海鹰　王　爽　王　捷　贺晓路　熊智波

**秘　书**　张丰聪

# 前言



中医药古籍是传承中华优秀文化的重要载体，也是中医学传承数千年的知识宝库，凝聚着中华民族特有的精神价值、思维方法、生命理论和医疗经验，不仅对于传承中医学术具有重要的历史价值，更是现代中医药科技创新和学术进步的源头和根基。保护和利用好中医药古籍，是弘扬中国优秀传统文化、传承中医学术的必由之路，事关中医药事业发展全局。

1949年以来，在政府的大力支持和推动下，开展了系统的中医药古籍整理研究。1958年，国务院科学规划委员会古籍整理出版规划小组在北京成立，负责指导全国的古籍整理出版工作。1982年，国务院古籍整理出版规划小组召开全国古籍整理出版规划会议，制定了《古籍整理出版规划（1982—1990)》，卫生部先后下达了两批200余种中医古籍整理任务，掀起了中医古籍整理研究的新高潮，对中医文化与学术的弘扬、传承和发展，发挥了极其重要的作用，产生了不可估量的深远影响。

2007年《国务院办公厅关于进一步加强古籍保护工作的意见》明确提出进一步加强古籍整理、出版和研究利用，以及

"保护为主、抢救第一、合理利用、加强管理"的方针。2009年《国务院关于扶持和促进中医药事业发展的若干意见》指出，要"开展中医药古籍普查登记，建立综合信息数据库和珍贵古籍名录，加强整理、出版、研究和利用"。《中医药创新发展规划纲要（2006—2020）》强调继承与创新并重，推动中医药传承与创新发展。

2003~2010年，国家财政多次立项支持中国中医科学院开展针对性中医药古籍抢救保护工作，在中国中医科学院图书馆设立全国唯一的行业古籍保护中心，影印抢救濒危珍本、孤本中医古籍1640余种；整理发布《中国中医古籍总目》；遴选351种孤本收入《中医古籍孤本大全》影印出版；开展了海外中医古籍目录调研和孤本回归工作，收集了11个国家和2个地区137个图书馆的240余种书目，基本摸清流失海外的中医古籍现状，确定国内失传的中医药古籍共有220种，复制出版海外所藏中医药古籍133种。2010年，国家财政部、国家中医药管理局设立"中医药古籍保护与利用能力建设项目"，资助整理400余种中医药古籍，并着眼于加强中医药古籍保护和研究机构建设，培养中医古籍整理研究的后备人才，全面提高中医药古籍保护与利用能力。

在此，国家中医药管理局成立了中医药古籍保护和利用专家组和项目办公室，专家组负责项目指导、咨询、质量把关，项目办公室负责实施过程的统筹协调。专家组成员对古籍整理研究具有丰富的经验，有的专家从事古籍整理研究长达70余年，深知中医药古籍整理研究的重要性、艰巨性与复杂性，履行职责认真务实。专家组从书目确定、版本选择、点校、注释等各方面，为项目实施提供了强有力的专业指导。老一辈专家的学术水平和智慧，是项目成功的重要保证。项目承担单位山东中医药大学、南京中医药大学、上海中医药大学、福建中医药大学、浙江省中医药研究院、陕西省中医药研究院、河南省中医药研究院、辽宁中医药大学、成都中医药大学及所在省市中医药管理部门精心组织，充分发挥区域间互补协作的优势，并得到承担项目出版工作的中国中医药出版社大力配合，全面推进中医药古籍保护与利用网络体系的构建和人才队伍建设，使一批有志于中医学术传承与古籍整理工作的人才凝聚在一起，研究队伍日益壮大，研究水平不断提高。

本着“抢救、保护、发掘、利用”的理念，该项目重点选择近60年未曾出版的重要古医籍，综合考虑所选古籍的保护价值、学术价值和实用价值。400余种中医药古籍涵盖了医经、基础理论、诊法、伤寒金匮、温病、本草、方书、内科、外科、女科、儿科、伤科、眼科、咽喉口齿、针灸推拿、养生、医案医话医论、医史、临证综合等门类，跨越唐、宋、金元、明以迄清末。全部古籍均按照项目办公室组织完成的行业标准《中医古籍整理规范》及《中医药古籍整理细则》进行整理校注，绝大多数中医药古籍是第一次校注出版，一批孤本、稿本、抄本更是首次整理面世。对一些重要学术问题的研究成果，则集中收录于各书的“校注说明”或“校注后记”中。

“既出书又出人”是本项目追求的目标。近年来，中医药古籍整理工作形势严峻，老一辈逐渐退出，新一代普遍存在整理研究古籍的经验不足、专业思想不坚定等问题，使中医古籍整理面临人才流失严重、青黄不接的局面。通过本项目实施，搭建平台，完善机制，培养队伍，提升能力，经过近5年的建设，锻炼了一批优秀人才，老中青三代齐聚一堂，有效地稳定了研究队伍，为中医药古籍整理工作的开展和中医文化与学术的传承提供必备的知识和人才储备。

本项目的实施与《中国古医籍整理丛书》的出版，对于加强中医药古籍文献研究队伍建设、建立古籍研究平台，提高古籍整理水平均具有积极的推动作用，对弘扬我国优秀传统文化，推进中医药继承创新，进一步发挥中医药服务民众的养生保健与防病治病作用将产生深远影响。

第九届、第十届全国人大常委会副委员长许嘉璐先生，国家卫生计生委副主任、国家中医药管理局局长、中华中医药学会会长王国强先生，我国著名医史文献专家、中国中医科学院马继兴先生在百忙之中为丛书作序，我们深表敬意和感谢。

由于参与校注整理工作的人员较多，水平不一，诸多方面尚未臻完善，希望专家、读者不吝赐教。

国家中医药管理局中医药古籍保护与利用能力建设项目办公室

二〇一四年十二月

# 许 序





“中医”之名立，迄今不逾百年，所以冠以“中”字者，以别于“洋”与“西”也。慎思之，明辨之，斯名之出，无奈耳，或亦时人不甘泯没而特标其犹在之举也。

前此，祖传医术（今世方称为“学”）绵延数千载，救民无数；华夏屡遭时疫，皆仰之以度困厄。中华民族之未如印第安遭染殖民者所携疾病而族灭者，中医之功也。

医兴则国兴，国强则医强。百年运衰，岂但国土肢解，五千年文明亦不得全，非遭泯灭，即蒙冤扭曲。西方医学以其捷便速效，始则为传教之利器，继则以“科学”之冕畅行于中华。中医虽为内外所夹击，斥之为蒙昧，为伪医，然四亿同胞衣食不保，得获西医之益者甚寡，中医犹为人民之所赖。虽然，中国医学日益陵替，乃不可免，势使之然也。呜呼！覆巢之下安有完卵？

嗣后，国家新生，中医旋即得以重振，与西医并举，探寻结合之路。今也，中华诸多文化，自民俗、礼仪、工艺、戏曲、历史、文学，以至伦理、信仰，皆渐复起，中国医学之兴乃属必然。

迄今中医犹为国家医疗系统之辅，城市尤甚。何哉？盖一则西医赖声、光、电技术而于20世纪发展极速，中医则难见其进。二则国人惊羡西医之“立竿见影”，遂以为其事事胜于中医。然西医已自觉将入绝境：其若干医法正负效应相若，甚或负远逾于正；研究医理者，渐知人乃一整体，心、身非如中世纪所认定为二对立物，且人体亦非宇宙之中心，仅为其一小单位，与宇宙万象万物息息相关。认识至此，其已向中国医学之理念“靠拢”矣，虽彼未必知中国医学何如也。唯其不知中国医理何如，纯由其实践而有所悟，益以证中国之认识人体不为伪，亦不为玄虚。然国人知此趋向者，几人？

国医欲再现宋明清高峰，成国中主流医学，则一须继承，一须创新。继承则必深研原典，激清汰浊，复吸纳西医及我藏、蒙、维、回、苗、彝诸民族医术之精华；创新之道，在于今之科技，既用其器，亦参照其道，反思己之医理，审问之，笃行之，深化之，普及之，于普及中认知人体及环境古今之异，以建成当代国医理论。欲达于斯境，或需百年欤？予恐西医既已醒悟，若加力吸收中医精粹，促中医西医深度结合，形成21世纪之新医学，届时“制高点”将在何方？国人于此转折之机，能不忧虑而奋力乎？

予所谓深研之原典，非指一二习见之书、千古权威之作；就医界整体言之，所传所承自应为医籍之全部。盖后世名医所著，乃其秉诸前人所述，总结终生行医用药经验所得，自当已成今世、后世之要籍。

盛世修典，信然。盖典籍得修，方可言传言承。虽前此50余载已启医籍整理、出版之役，惜旋即中辍。阅20载再兴整理、出版之潮，世所罕见之要籍千余部陆续问世，洋洋大观。

今复有“中医药古籍保护与利用能力建设”之工程，集九省市专家，历经五载，董理出版自唐迄清医籍，都400余种，凡中医之基础医理、伤寒、温病及各科诊治、医案医话、推拿本草，俱涵盖之。

噫！璐既知此，能不胜其悦乎？汇集刻印医籍，自古有之，然孰与今世之盛且精也！自今而后，中国医家及患者，得览斯典，当于前人益敬而畏之矣。中华民族之屡经灾难而益蕃，乃至未来之永续，端赖之也，自今以往岂可不后出转精乎？典籍既蜂出矣，余则有望于来者。

谨序。

第九届、十届全国人大常委会副委员长

許嘉璐

二〇一四年冬

# 王 序



中医学是中华民族在长期生产生活实践中，在与疾病作斗争中逐步形成并不断丰富发展的医学科学，是中国古代科学的瑰宝，为中华民族的繁衍昌盛作出了巨大贡献，对世界文明进步产生了积极影响。时至今日，中医学作为我国医学的特色和重要医药卫生资源，与西医学相互补充、相互促进、协调发展，共同担负着维护和促进人民健康的任务，已成为我国医药卫生事业的重要特征和显著优势。

中医药古籍在存世的中华古籍中占有相当重要的比重，不仅是中医学术传承数千年最为重要的知识载体，也是中医为中华民族繁衍昌盛发挥重要作用的历史见证。中医药典籍不仅承载着中医的学术经验，而且蕴含着中华民族优秀的思想文化，凝聚着中华民族的聪明智慧，是祖先留给我们的宝贵物质财富和精神财富。加强对中医药古籍的保护与利用，既是中医学发展的需要，也是传承中华文化的迫切要求，更是历史赋予我们的责任。

2010 年，国家中医药管理局启动了中医药古籍保护与利用能力建设项目。这既是传承中医药的重要工程，也是弘扬优秀民族文化的重要举措，不仅能够全面推进中医药的有效继承和创新发展，为维护人民健康做出贡献，也能够彰显中华民族的璀璨文化，为实现中华民族伟大复兴的中国梦作出贡献。

相信这项工作一定能造福当今，嘉惠后世，福泽绵长。

国家卫生和计划生育委员会副主任

国家中医药管理局局长

中华中医药学会会长

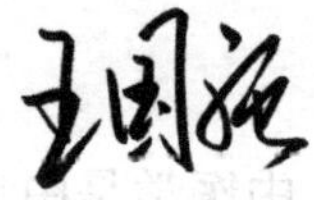

二〇一四年十二月

# 马 序



新中国成立以来，党和国家高度重视中医药事业发展，重视古籍的保护、整理和研究工作。自1958年始，国务院先后成立了三届古籍整理出版规划小组，分别由齐燕铭、李一氓、匡亚明担任组长，主持制订了《整理和出版古籍十年规划（1962—1972）》《古籍整理出版规划（1982—1990）》《中国古籍整理出版十年规划和“八五”计划（1991—2000）》等，而第三次规划中医药古籍整理即纳入其中。1982年9月，卫生部下发《1982—1990年中医古籍整理出版规划》，1983年1月，中医古籍整理出版办公室正式成立，保证了中医古籍整理出版规划的实施。2002年2月，《国家古籍整理出版“十五”（2001—2005）重点规划》经新闻出版署和全国古籍整理出版规划领导小组批准，颁布实施。其后，又陆续制定了国家古籍整理出版“十一五”和“十二五”重点规划。国家财政多次立项支持中国中医科学院开展针对性中医药古籍抢救保护工作，文化部在中国中医科学院图书馆专门设立全国唯一的行业古籍保护中心，国家先后投入中医药古籍保护专项经费超过3000万元，影印抢救濒危珍、善、孤本中医古籍1640余种，开展了海外中医古籍目录调研和孤本回归工作。2010年，国家财政部、国家中医药管理局安排国家公共卫生专项资金，设立了“中医药古籍保护与利用能力建设项目”，这是继1982~1986年第一批、第二批重要中医药古籍整理之后的又一次大规模古籍整理工程，重点整理新中国成立后未曾出版的重要古籍，目标是形成并普及规范的通行本、传世本。

为保证项目的顺利实施，项目组特别成立了专家组，承担咨询和技术指导，以及古籍出版之前的审定工作。专家组中的许多成员虽逾古稀之年，但老骥伏枥，孜孜不倦，不仅对项目进行宏观指导和质量把关，更重要的是通过古籍整理，以老带新，言传身教，培养一批中医药古籍整理研究的后备人才，促进了中医药古籍保护和研究机构建设，全面提升了我国中医药古籍保护与利用能力。

作为项目组顾问之一，我深感中医药古籍保护、抢救与整理工作的重要性和紧迫性，也深知传承中医药古籍整理经验任重而道远。令人欣慰的是，在项目实施过程中，我看到了老中青三代的紧密衔接，看到了大家的坚持和努力，看到了年轻一代的成长。相信中医药古籍整理工作的将来会越来越好，中医药学的发展会越来越好。

欣喜之余，以是为序。

中国中医科学院研究员

马继兴

二〇一四年十二月

# 校注说明

《药鉴》，二卷。作者杜文燮，字汝和，号理所，宛陵仙源（今属安徽省黄山市）人。生卒年不可考，大约行医于明万历年间。杜文燮深感方书“药不尝试，方不经验……不可尽信”，乃详考精研，编为是书，使考古寻方之士“得是书而存之，则疗病不必《指掌》，审药不必《大观》，无《素问》而达生，无叔和而知脉”，“诚古今之明鉴”，故名为《药鉴》。

该书现存版本2种，一为明万历戊戌（1598）刻本，一为抄本。前者一本藏于中国中医科学院图书馆，一本为张耀卿个人所藏。后者藏于安徽中医药大学图书馆。本次校注以中国中医科学院藏明万历戊戌刻本为底本，以安徽中医药大学图书馆藏抄本为主校本。

1. 繁体字竖排改为简体字横排，并加标点。

2. 凡底本中因写刻致误的明显错别字，予以径改，不出校。凡底本与校本存异，若显系底本脱误衍倒者，予以勘正，并出校记；若难以判断是非或两义皆通者，则出校记并存，或酌情表示倾向性意见；底本不误而显系校本讹误者，不改原文，亦不出校。

3. 异体字、古字、俗字一律径改为通行规范字，不出校；通假字保留并加注释。

4. 文中出现的疑难字词均于首见时注释。

5. 文中药名凡音同、音近或义同、义近之字者，均径改为通用名，不出校。如“肉叩”改为“肉蔻”，“白叩”改为“白蔻”，“草叩”改为“草蔻”，“姜蚕”改为“僵蚕”，“蝉退”

改为“蝉蜕”，“肉从容”改为“肉苁蓉”，“山查”改为“山楂”，“石羔”改为“石膏”，“只壳”改为“枳壳”等。

6. 原书每卷前有“仙源理所汝和父杜文燮编，坦宁克忠父焦耿芳校”字样，卷一后有“药鉴卷之一终”，卷二后有“药鉴卷之二终”字样，今一并删去。

7. 底本原目录与正文标题有异，根据正文予以径改，不出注。

# 序

或谓持鉴以索貌者，不能得其腠理，而按方以索病者，亦不能神其变通。甚矣，方书之不可尽信也。嗟夫，方亦何负于人哉？唯药不尝试，方不经验，漫立局以幸中者之过也。乃是编也者，首察病原，以补东垣之缺；次辨药力，以佐仲景之偏。论证则由标本以及经络，审性则由阴阳以及反畏。至运气方脉，靡不精研。而常用药味，又次第序之，以便检阅。诚古今之明鉴也。考古寻方之士，得是书而存之，则疗病不必《指掌》，审药不必《大观》；无《素问》而达生，无叔和而知脉。他如《心法》、如《辨疑》，诸家方术，悉注脚耳。当令随叩随应随效，而斯人之不病于夭札①者，信有赖也。若目为群书而弁髦②焉，是舍鉴而求之妍媸也。有是哉？

万历戊戌季夏宛陵仙源杜氏序



---

① 夭札：遭疫病而早死。
② 弁髦（biànmáo 变毛）：鄙视。

# 目录

# 卷之一

## 药性：寒门

黄芩枯者清肺金，坚者凉大肠、降热痰，佐白术则能安胎。

黄连泻心火而津液自生，除湿热而肠胃自厚，姜制降痰。此芩、连二药，若用猪胆汁炒，又能降肝胆之火也。

黄柏治痿，定蛔，退伏火而泻劳热，滋不足之水，大治阴虚。

知母益真阴，治骨蒸之有汗，补肾水，泻无根之火邪。此柏、母二药，酒炒则性温，盐制则下降，皆补阴之要药也。

白芍止泻痢，补阴血，治心腹虚疼，尤健脾经，其性能补能收，酒炒才妙。

赤芍利小水，消痈肿，又为火眼要药，其性能泻能散，生用正宜。此赤、白二芍，产后勿用，以性带酸寒，能伐发生之气也。

石膏降胃火而理头疼，解肌表而止烦渴。

山栀降火极速，从小便泄出，性能屈曲下行。又能清肺胃之烦，止血家之吐衄，必须酒炒微黑。

熟地滋肾而益真阴，活血而填骨髓。

生地生血而凉心肾。此二地酒洗则性温，姜制则不泥于膈。

天冬止渴补虚，治痰嗽而润肺，能引熟地而至所补之处。

麦冬生脉清心，止烦渴而去肺家伏火，能引生地而至所生之位。

柴胡治两胁俱疼，少阳可引；退往来寒热，外感宜投；能升胃中之清气，从左而旋。

升麻散手阳明寒邪，疗足阳明齿痛；能升胃中之清气，从右而旋。

前胡除内外痰实如神，逐胸胁结气无双。

犀角解火毒而疗鼻血疮疡，安心神而除烦渴风毒；若使引入胃经，升麻亦可代用。

牡蛎涩精而止虚汗，崩漏能医，必须火煅为良。

朴硝开热结而通脏腑，泻实软坚，虽有停痰可化。

大黄乃荡涤之将军，走而不守，夺土郁而无壅，破瘀血而下流。

牡丹皮治无汗之骨蒸，消下焦之积血，止上焦之吐衄，破血亦宜用也。

地骨皮治有汗之骨蒸，亦发风邪，退热尤宜用也。

竹叶逐上气咳逆喘促，退虚热烦躁不眠，专凉心火，尤却风痉。

竹茹治心烦呕哕，肿痛兼疗。

茵陈却黄疸风湿，小便能利。

菊花收泪明目，治头风止头痛；同地黄酿酒，解醉汉昏迷易醒。

薄荷清六阳之会首[1]，凉心膈而治头风，总能清热。

荆芥清头目，肌表立解；下瘀血，疮痍即散。

瓜蒌仁下气消痰，润肺除嗽，疗结胸，通郁热于胸中，为治嗽之要药也。

天花粉止渴通经，降膈上之热痰，乃消渴之圣药也。

槐花止脏血、热炽淋沥。

茅根止吐血，取汁煎药。

地榆疗崩漏，止月经，尤治血痢，下部泻血莫缺。

山豆根解热毒而止喉疼，嚼汁吞之为妙。

桔梗疗肺痈而利咽膈，通肺气而止咽痛，化痰顺气，开提诸药上行，为舟楫之剂也。

干葛发表解肌，止渴生津，能解酒毒，免伤心肺。

木通泻膀胱火，而利小便，通利关节，随二便之利药，而皆能通也。

泽泻利水道而实大便，退阴汗庶免淋沥，但补阴则为不足。

枳壳宽中下气，能攻肠中之积，其性缓而长。

枳实消痰削积，能泻胸中之痞，其性急而速。

滑石利小便，尤清六腑之热。

瞿麦治血淋最捷，利小便堪夸。

香附米理血气，开郁道，乃妇人之要药；醋煮以温经，童便炒以润燥。

常山治疟疾而化结痰，醋煮免吐。



---

① 六阳之会首：六阳脉都集中在头部，故俗称头部为“六阳之会首”。

芫花散皮肤水肿发浮，消胸膈痰涎气逆。

大戟消水肿腹满，除皮肤燥痛。甘遂同功。此二药俱有破铁石之能。

葶苈定喘消痰，而虚浮可逐；泻肺气通小便，炒须纸隔。

车前子利小水而实大便，尤能明目。

水银杀虫，又下死胎；疗疮疡，而除疥虱。

甘草生寒泻火，炙温以健脾经；和诸药而弗争，解百毒而无忧。

青皮破凝气，厥阴之经可通；削坚积，饮食郁滞可解。

连翘疗疮疡，消肿毒，又能散诸经之血凝气聚，若久虚之人不可轻用。

桃仁通经破血，润大肠之难通。

龙胆草去肝经之客热，除下焦之湿肿。

苏木消产后败血，而疗疮疡。

桑白皮治喘嗽，泻肺气有功，蜜水炙用。

海藻治项间瘰疬，消颈①下瘿囊；偏坠疝气立止，小便艰难能利。海带、昆布同功，俱为破气之要药。

汉防已泻湿气于膀胱，治脚气于下部。

胆矾主痰气诸痫，更除热毒。

芦荟治癫狂诸热，尤杀疳虫。

薏苡仁多服开胃，且治肺痈；消水肿，治艰步之缓

① 颈：原作“胫”，据文义改。

风；壮筋骨，主拘挛之湿痹。

沙参主疥癣恶疮，散诸疝之绞痛；排脓消毒，补五脏之阴气。

郁金凉心脏亢阳，兼驱血气作痛，仍散积血归经。

皂荚、桃仁并可通秘，血宜桃行，风用皂通。

竹沥、荆沥俱为痰用，但少食用竹，能食用荆。

兜铃却痰结喘促，清肺家火热。

紫草利水通窍，治目黄成疸，凉疸疮血热。

胡黄连治口疳，疗痈疽，兼解骨蒸之热。

地肤子专利水道，去热于膀胱；浴身却皮肤瘙痒，洗眼除热暗涩疼。

夏枯草破痈坚瘿瘤结气，散瘰疬鼠瘘头疮。

苦参扫遍身痒疹，止卒暴心疼；肠风下血能治，热痢刮痛堪疗。

以上共七十四味。

## 药性：热门

附子去脏腑之沉寒，浮而不降；治三阴之厥逆，走而无踪；返本固阳，童便煮用。

干姜暖中，除寒邪腹痛，兼治呕吐；引血药而生新血，虚热者同功。

丁香暖胃冷，而定攻冲，兼除呕逆。

麻黄散寒邪而发表，根止汗以固阳。

葱白横行，治伤寒下痢，及阳明头疼；白面之人，不宜发汗散气。

吴萸疗心腹之沉寒，止厥阴之疝痛；干生退寒而散表，炒温脾胃以和中。

砂仁治腹痛，而安胎化食，吐泻兼医。

白蔻仁下气宽中，大能消食，治胸冷而补膈上元阳，退目云而散肺中滞气。

莪术磨脾家之积聚，醋炒最佳。

麝香辟邪通窍，亦能出汗。

紫苏发表解肌，疗伤风寒甚捷。

鹿茸益气生血、补虚涩精。

肉蔻理脾胃、消宿食，小儿吐泻立止。

川椒达下，理六腑之沉寒，加乌梅能止蛔虫。

苁蓉治男子绝阳不兴，疗女子绝阴不产；虽能峻补精血，骤用反动大便。

胡椒却心腹冷痛，逐脾胃寒邪，多食则又耗血。

雄黄、硫黄，扫疥莫缺。

乳香、没药，止痛为最，多服则又损骨。

乌药顺气宽中，消食积作疼，逐小儿蛔虫，为气痛之要药。

沉香抑阴助阳，降气补肾。

厚桂①涩精，亦能暖胃止泻。

桂枝敛汗，又能上升发表。

五灵脂定血家之疼痛，能止能行。

生姜发散行表，止吐开胃。

---

① 厚桂：肉桂树干上较粗糙的厚皮，味香而浓郁，色紫。

陈皮补胃和中，去白消痰泄气。

巴豆有荡涤攻击之能，诚斩关夺门之将；虽能通肠，亦堪止泻，必须去油取霜。

厚朴平胃去湿，而消痰下气宽中。

续断治崩漏，益精强脚，专疗跌扑折伤。

川乌散寒邪而消寒积，破阴气而除冷风。

良姜暖脾消食，下气温中；又翻胃呕食可止，腹疼积冷堪除。

草果消宿食，却冷痛；同缩砂温中，佐常山截疟。

以上共三十三味。

## 药性：温门

藿香理霍乱，使呕吐止；开胃口，令饮食增。

防风治一身之痛，除上焦风邪，误服反泄上焦元气。

白芷治头痛，止目泪，解利风寒之要药。

细辛止本经头痛如神，治诸风湿痹立效。

丹参生新血，去恶血，落死胎，安生胎；专调经脉不匀，善理骨节疼痛。

仙茅益肌肤，明耳目，助阳道，长精神，补丈夫虚损劳伤，主女人失溺无子，脱肾之要药也。

南星治中风不语稠痰，散跌扑即凝瘀血，须用胆制为佳。

骨碎补补骨节伤碎，疗风血积疼；破血有功，止血亦效。

延胡索调月水气滞血凝，止产后血冲血晕。

杜仲补中益肾，腰痛不能屈者神功，足疼不欲践者立效。

槟榔治后重如神，坠诸气无双；若服过多，又泻了至高之气。

杏仁除胸中气逆喘促，润大肠气闭难通。

辛夷主五脏身体寒热，头风脑痛堪除，鼻塞窍窒立通。

石菖蒲明耳目，开心洞达；除湿痹，可使屈伸。

山药理脾伤止咳，逐腰痛强阴。

益母草去死胎、安生胎，行瘀血、生新血，总调胎产诸证。

款冬花润肺泻火，下气定喘；治肺痈脓血腥臭，止肺咳痰唾稠粘。

紫菀主咳逆痰喘，治小儿惊痫。

木香理乎滞气，窒塞者能通，不足者能补。

半夏治痰厥头痛，和脾胃痰饮；须用姜制，妊娠禁服。

白术补中气而止吐止泻，除痰饮而进食利水；君枳实能消痞膨，佐黄芩可安胎气。

北枣和脾助胃，生姜汁制，又有厚肠之益。

人参健脉理中，生津止渴，温脾胃积冷，定霍乱吐泻。

黄芪益元阳、泻阴火，略亚人参；实腠理、固盗汗，功倍桂枝；治痈疽，排脓止痛，生肌收口。

当归治一身血病，各随所使；驱热痢刮痛，令无壅滞。

藁本治头疼于巅顶之上，散寒邪于巨阳之位。

五味生津止渴而疗虚烦益肾，止嗽而收肺气；若夫风寒之嗽，南者为美。

僵蚕治风，去一身之麻痹，又解内毒。

秦艽疗黄胆，驱头风，除骨蒸疼痛，止肠风下血。

赤石脂下胎衣如推荡，固肠泄若物塞。

乌梅收肺气，主消渴，除烦止痢疟，又和中养荣。

威灵仙却皮肤痾痒，寒冷腰疼当用。

缩砂温脾胃，消宿食，止腹痛冷泻，治赤白泄痢。

神曲消宿食而补脾胃。

蒲黄治吐衄唾溺之红，调产后儿枕之痛，和风肿以通经，兼除积血带下；若补血止血，炒用为宜；破血消肿，生用方可。

香薷主中脘霍乱绞痛，治伤暑小便涩难；散水肿，有彻上彻下之功；热服恐泻，必须冷饮。

益智温中顺气，能却寒邪入内。

牵牛除风毒，兼平诸气，消水肿而通大便；同乌药则入气分，随大黄则侵血分。

伏龙肝疗吐血，并治难产。

百合治肺家劳嗽。

钟乳疗热痰阳痿。

大、小蓟养精安孕，血崩吐衄可除。

鹿角霜养血安胎，赤白带下可涩。

珍珠宁神定志，而翳膜能开。

山萸益肾补精，暖腰膝而壮元阳；女人可匀经候，老者能节小便。

蔓荆子消风肿眼花，太阳头痛可止。

麦芽开胃化食，破癥消膨。

远志治小儿惊痫客忤[1]，疗妇人血噤失音；增益智慧不忘，和悦颜色耐老。

以上共七十八味。

## 药性：平门

贝母止嗽生津，专治胸膈稠痰，能降心中逆气。

巴戟天补髓填精。

忍冬草散肿消痈。

牛膝益阴壮阳，填骨髓，除腰膝酸疼；善理一身虚羸，能助十二经脉。

黄精除风湿，壮元阳，健脾胃，润心肺；旋[2]服年久，方获奇功。

羌活散肌表八风之邪，利周身百节之痛。

五加皮去女子阴痒难当，扶丈夫阳痿不举；多年瘀血能逐，小便遗沥可止。

三棱专破血中滞气，立消癥瘕积聚；虚人慎用，恐损真气。

---

① 客忤：病证名。多见于小儿，多因小儿神气未定，如骤见生人、突闻异声、突见异物，而引起惊吓啼哭，甚或面色变异。如兼之风痰相搏，影响脾胃，以致运化受纳失调，则引起呕泻、腹痛、反侧瘛疭，状似惊痫。

② 旋（xuàn 眩）：频，屡。

麻子仁治风秘，润肠要药。

海金沙利小水，不伐真阴。

山慈菇消痈疽无名疔肿，散瘾疹诸般恶疮。

茯苓淡能利窍通便，不走精气，为除湿行水之圣药，乃养神益智之仙丹。

枇杷叶治热嗽无休，利肺脏逆气。

淫羊藿治男子绝阳不兴，疗女子绝阴不产。

紫葳花主崩中癥瘕血闭，治寒热羸瘦养胎，产后一切诸疾，为血气痛之要药也。

瓜蒂豁痰吐涎，亦能搐鼻①。

琥珀通淋活血，少加桂以引经。

辰砂极能镇心，研末入药调服。

龙骨涩精，止泻敛汗，又能长肉生肌。

大腹皮消水肿，利腹胀，黑豆煎汁浸洗。

全蝎疗风痹，最能解毒。

山楂消食醒脾，又行滞气，小儿多用无妨。

小麦止汗养心，须配红枣为良。

猪苓利水行湿，多服恐伐肾气。

龟板补阴弱，而退阴火煎熬；坚筋骨，更疗妇人血崩。

鳖甲补真阴而虚劳可复，凉骨蒸而疟母能痊；破癥瘕消痈肿，须用醋煮。

---

① 搐鼻：将少许药物细末吹入鼻内，促使打喷嚏，以达开窍目的的一种外治疗法。

玄参逐热消斑，散痰核痈肿，疗寒热往来；驱无名之火邪，清喉中之疼痛。

莲肉醒脾，又能清心，滚水泡去皮心。

茯神宁神定志，又止惊悸虚劳。

天麻治小儿风痫惊悸，疗大人风热头痛。

草豆蔻治胃脘疼痛，止霍乱吐逆。

枸杞子能补气，去风明目；益元阳，补精治虚。

酸枣仁宁心志，益肝补中；敛虚汗，除烦止渴；若睡卧不宁者多用，实则生研，虚则炒用。

郁李仁安心志，而惊悸能定；舒气结，而阳脏和调。柏子仁养心脾，又安神明目。

何首乌黑发须，又除风绝疟。

侧柏叶治热通淋，大益脾土，又止血崩；必须捣汁煎药，随月建方取用，蜜水蒸过阴干。

大枫子、苍耳子，风家要药。蛇床子、木鳖子，扫疥莫缺。

轻粉治疮疥，又能长肉生肌。

枯矾燥湿以去虫，外科用之护心。

童便补阴，利膀胱之郁热，通血脉以归阴分。

炒壁土止吐泻，乃借土气以回胃气。

铁锈水开结如神，取其性重易以堕下。

韭汁止吐衄，单服有功。

皂荚开结闭，亦豁风痰。

竹沥化痰，非姜汁不能行经。

蕤仁除嘴[1]烂于双睛，逐风淫在四肢。

鼠粘子治喉痛而散热邪，消瘾疹而主风湿。

通草泻小肠火郁不散，利膀胱水闭不行。

牛黄止口噤癫狂，安魂定魄；主惊痫寒热，而鬼伏妖逃。

菟丝子益阴虚，而除精气之走泄；健肌肤，坚强筋骨之痠疼。

破故纸治腰膝酸疼神效，填骨髓精滑无双。

虎骨治胎损，又坚筋骨。

阿魏主尸注，又消肉积。

棕榈灰治妇人之血崩。

人牙救痘疮之倒靥[2]。

以上共五十九味。

## 用药分根梢

大凡用药，须要得法。或微水渗，或略用火烘。湿者候干，坚者待润。才无碎末好看。仍忌剉[3]多留久，恐走气味不灵，旋[4]剉应人，方能取效。根梢各治，尤勿混淆。生苗向上者为根，气脉上行。入土垂下者为梢，气脉下行。中截为身，气脉中守。上焦病者用根，中焦病者用

① 嘴：形状突出的部分，此指目眦。

② 倒靥：指痘疮不能结痂。《证治准绳·幼科》云："痘疮遍身溃烂，不结痂，倒靥也。"

③ 剉（cuò 错）：铡切。

④ 旋（xuàn 眩）：临时。

身，下焦病者用梢。盖根升梢降，中守不移故也。

## 制药资水火

大都制药要在适中，过与不及，其失则一。火制四：有煅、有炮、有炙、有炒之不同。水制三：有渍、有泡、有洗之弗等。水火合制者二：有蒸、有煮之不同。余外制法虽多，总不离此二端。匪故巧为异法，然皆各有意在。酒制升提，姜制发散。盐制走肾，仍仗软坚。用醋注肝经，且资住痛。童便制，除劣性降下。米泔制，去燥性和中。乳制助生阴血，蜜制增益元阳，土制补益中焦，麸制勿伤上膈。黑豆汤、甘草汤渍曝，并能解毒。羊酥油、猪脂油涂烧，容易脆研。剜去瓤者免胀，抽去心者除烦。

## 用药丸散例

治至高之病者以酒煎，去湿以生姜引，补元气以大枣引，发散风寒以葱白引，去膈上痰以蜜引，通秘结以铁锈水引，回胃气以陈壁土引。散者，细末也，不循经络，止去胃中及脏腑之积气。去下部之疾者，其丸极大而光。中焦者，丸如梧桐子大。上焦者，丸如绿豆大。发散用酒糊，收敛用醋糊，调理脾胃用神曲糊，去湿用姜汁糊。滴水丸者，取其易化也。炼蜜丸者，取其缓化，而气循经络也。用蜡丸者，取其难化，而旋旋[1]取效也。

---

① 旋旋：缓缓，延迟。

## 解药毒法

服附子后，身目红者，乃附毒之过。急用萝卜捣汁一大碗，入黄连、甘草各五钱，犀角二钱，煎至八分饮之，其毒即解。如解之迟，必然血从七孔中出，决死①何待。若无生萝卜汁，用子亦可。用生黄豆②浸透，捣烂取汁一盅饮之，亦可。或用澄清泥浆水饮之，亦可。

服大黄后，泻痢不止者，用乌梅二枚、炒粳米一撮、干姜二钱、土炒白术一钱、人参五分、附子生皮钱半、甘草七分、升麻二分、灯心七根，煎熟，入壁土一匙，调服即止。

服麻黄后，汗出不止者，将病人发披入水盆中，足露出外，再炒糯米半升，龙骨、牡蛎、藁本、防风各一两，研细末，周身扑之。

## 用药生熟法

芩、连、知、柏治病者，头面及手梢、皮肤，略用酒炒，借酒力以升上也。治咽之下、脐③之上者，略用酒浸。治脐之下者，生用。熟则升，生则降也。凡用上焦药，须酒浸晒干。黄柏、知母乃治下部之药，久弱之人，必须酒浸晒干，恐寒伤胃也。大黄酒煨，生熟地黄酒洗，皆是此意。

---

① 决死：决然死亡，必死。
② 黄豆：原作"豆黄"，据文义乙转。
③ 脐：底本此处为抄配。

用附子去皮脐，先将盐水、姜汁各半碗，入砂锅内煮六七沸，再入黄连、甘草各五钱，童便煮六七沸，良久捞起，以磁器盛之，伏地气一夜，晒干听用。

用麻黄，须要去节，用滚醋略浸片时，晒干，恐大发汗。冬月及表实之人生用。

用吴萸将盐水拌炒，以杀小毒。

## 药性阴阳论

药有气味厚薄不同，轻重不等，寒热相杂，阴阳相混。或气一而味殊，或味同而气异。清阳发腠理实四肢，清之清者也；浊阴走六腑[①]，浊之浊者也。清中清者，养荣于神；浊中浊者，坚强骨髓。气为阳，气厚为纯阳，气薄为阳中之阴，气薄则发泄，气厚则发热；味为阴，味厚为纯阴，味薄为阴中之阳，味薄则通，味厚则泄。辛甘发散为阳，酸苦涌泄为阴；淡味渗泄为阳，酸苦涌泄为阴。辛甘淡之热者，为阴中之阳；酸苦咸之寒者，为阳中之阴。如茯苓淡，为在天之阳也，阳当上行，何为利水而泄下？《内经》云：气之薄者，乃阳中之阴。所以利水而泄下。然而泄下亦不离乎阴之体，故入乎太阴也。麻黄甘，为在地之阴也，阴当下行，何为发汗而上升？《内经》云：味之薄者，乃阴中之阳。所以发汗而上升。然而升上亦不离乎阳之体，故入乎太阳也。附子气味俱厚，其性热，乃阳中之阳，故经云发热。大黄气味俱厚，其性寒，乃阴中

① 走六腑：《素问·阴阳应象大论》作"走五脏归六腑"。

之阴，故经云泄下。淡竹乃阳中之阴，所以利小便。苦茶乃阴中之阳，所以清头目。

药有寒、热、温、凉、平和之气，辛、甘、淡、苦、酸、咸之味，升、降、浮、沉之性，宣、通、补、泻之能。《内经》曰：补泻在味，随时换气。故辛以散之，散其在表怫郁也；甘以缓之，缓其大热大寒也；淡以渗之，渗其内湿，利小便也；苦以泄之，泄其上升之火也；酸以收之，收其精散之气也；咸以软之，软其燥结之火也。春气温而宜用凉药，夏气热而宜用寒药，秋气凉而宜用温药，冬气寒而宜用热药。此特四时之正耳，若病与时违，又不拘此例也。假如夏月忌发散，苟表实极重之症，虽用麻黄一两何妨？其余可以例推。病在上而宜用升药，病在下而宜用降药，病在外而宜用浮药，病在内而宜用沉药。故经曰：升降浮沉则顺之，谓顺其升降浮沉药味之性也。寒热温凉则逆之，谓逆其寒热温凉之病也。

## 标本论

治病当知标本。先受病为本，后传流之病为标。如先感轻病而后滋生重病，亦先治轻病而后治重病，于是邪气乃伏，盖治其本故也。若先治①其本，虽病有十余症皆去矣。不先治本而治其标，邪气益甚，病势益重，不可去矣。若有中满，无问标本，先治中满，谓其急也。若中满复有闭结，亦无论标本，当先治闭结，后治中满，谓尤急

① 治：原缺，据文义补。

也。除闭结中满之外，皆先治本，不可不慎也。假如肝受心火之邪，是从前来者为实邪，当泻其子火也，故经曰：本而标之，先治其本。入肝经药为引，用泻心火药为君，是治实邪之病也。假如肝受肾邪，是从后来者为虚邪，当补其母水也。故经曰：标而本之，先治其标。入肾经药为引，用补肝药为君，是治虚邪之病也。

## 取方之法

凡用其味，必用其味之可否。若用其气，必用其气之所宜。识其病之标本，及脏腑寒热、虚实、微甚、缓急，而用其药之气味，随其症而取方也。主治病者为君，佐君者为臣，应臣者为使，此随病之所宜，而赞[1]成方以用之。君一臣二，奇之制也；君二臣四，偶之制也。去咽嗌之病近，近者奇之；去肝肾之病远，远者偶之。汗者不可以奇，下者不可以偶。补上治下制以缓，缓则气味薄；补下治上制以急，急则气味厚。薄者则频而小服，厚者则暂[2]而多服。

## 各经补泻及专主泻火药

足厥阴肝经、足少阳胆经：味辛补，酸泻；气温补，凉泻。

足太阴脾经、足阳明胃经：味甘补，苦泻；气温热

① 赞：辅佐，佐助。
② 暂：表示频率。偶尔，间或。

补，寒凉泻。

足少阴肾经、足太阳膀胱：味苦补，咸泻；气寒补，热泻。

手少阴心经、手太阳小肠经：味咸补，甘泻；气热补，寒泻。

手太阴肺经、手阳明大肠：味酸补，辛泻；气凉补，温泻。

五脏更相平也，一脏不平，以所胜平之。故曰：安谷则昌，绝谷则亡。水去则荣散，谷清则卫荣。荣散则亡，神无所居。仲景云：水入于经，其血乃成；谷入于胃，脉道乃行。故血不可不养，卫不可不温。血温卫和，荣卫将行，常有天年。又曰：人之一身，外为阳，内为阴；背为阳，腹为阴；腑为阳，脏为阴。阳中之阳，心也；阳中之阴，肺也；阴中之阴，肾也；阴中之阳，肝也；阴中之至阴，脾也。

黄连泻心火，枝芩泻肺火，白芍泻肝火，柴胡、黄连泻肝胆火，木通泻小肠火，知母泻肾火，条芩泻大肠火，黄柏泻膀胱火，滑石泻六经火，栀子泻屈曲火。

## 用药之法

寒者热之，热者寒之。微者逆之，甚者从之。坚者削之，客者除之。劳者温之，结者散之。留者行之，燥者润之。损者益之，惊者平之。逸者行之，上者下之。逆者正治，从者反治。

风则肝，法春木，酸，生之道也，失常则病矣。风淫于内，治以辛凉，佐以甘辛。以甘缓之，以辛散之。

暑则心，法夏火，苦，长之道也，失常则病矣。热淫于内，治以咸寒，佐以甘苦。以咸甘[①]收之，以苦发之。

湿则脾，法中央土，甘，化之道也，失常则病矣。湿淫于内，治以酸[②]热，佐以酸淡。以苦燥之，以淡泄之。

燥则肺，法秋金，辛，收之道也，失常则病矣。燥淫于内，治以苦温，佐以甘辛。以辛润之，以苦下之。

寒则肾，法冬水，咸，藏之道也，失常则病矣。寒淫于内，治以甘热，佐以苦辛。以辛发之，以苦坚之。

假如风淫于内，即是肝木失常，火随而炽，治以辛凉，是用辛金克其肝木，凉水沃其炎火也。余治例此。

## 引经药性

小肠膀胱属太阳，藁本羌活是本乡。三焦胆与肝胞络，少阳厥阴柴胡强。大肠阳明并足胃，葛根白芷升麻当。太阴肺脉中焦起，白芷升麻葱白乡。脾经少与肺部异，升麻兼之白芍详。少阴心经独活主，肾经独活加桂良。

## 十八反药性

人参芍药与沙参，细辛玄参及紫参，苦参丹参并前药，一见藜芦便杀人。白及白蔹并半夏，瓜蒌贝母五般

---

① 咸甘：《素问·至真要大论》作“酸”。
② 酸：《素问·至真要大论》作“苦”。

真，莫见乌头与乌喙，逢之一反疾如神。大戟芫花并海藻，甘遂以上反甘草。蜜蜡莫与葱根睹，云母休见石决明。

## 十九畏药性

硫黄元是火之精，朴硝一见便相争。水银莫与砒霜见，狼毒最怕密陀僧。巴豆性烈最为上，却与牵牛不顺情。丁香莫与郁金见，牙硝难合京三棱。川乌草乌不顺犀，人参又忌五灵脂。官桂善能调冷气，石脂相见便跷蹊。

## 孕妇禁忌药性

蚖斑水蛭及虻虫，乌头附子与天雄。野葛水银并巴豆，牛膝薏苡与蜈蚣。三棱代赭芫花麝，大戟蛇蜕黄雌雄。牙硝芒硝牡丹桂，槐花牵牛皂荚同。半夏南星并通草，瞿麦干姜桃仁通。硇砂干漆蟹甲爪，地胆茅根都不中。

## 六陈药性

枳壳陈皮并半夏，茱萸狼毒及麻黄，六般之药宜陈久，人用方知功效良。陈皮须用隔年陈，麻黄三载始堪行。大黄必用锦纹者，不过三年力不全。医家不用新荆芥，木贼从来不用鲜。芫花本是阴中物，不怕如丝烂如绵。

## 五郁主病

诸风掉眩，皆属肝木。

掉，摇也。眩，昏乱旋运也。风主动故也。木郁达之。达，谓吐之也。

诸痛痒疮疡，皆属心火。

微热则痒，热甚则痛。火郁发之。发，谓疏散之也。

诸湿肿满，皆属脾土。

食饮不消则生湿，湿则生热。土郁夺之。夺，谓下之令无壅滞也。

诸气膹郁[1]病痿，皆属肺金。

膹，谓满也。郁，谓奔迫也。痿，谓手足软弱，无力运动也。金郁拆之。拆，谓解表利小便也。

诸寒收引，皆属肾水。

收，谓敛也。引，谓急也。皆寒之用也。水郁泄之。泄，谓制其冲逆也。

## 六气主病

### 风类

诸暴强直、支痛緛戾[2]、里急筋缩，皆属于风。厥阴风木，乃肝胆之气也。

---

① 膹（fèn 奋）郁：积满；郁结。膹，通“愤”。

② 緛（ruǎn 软）戾：筋肉拘急短缩，肢体屈曲扭转。緛，短缩；戾，乖戾。

暴，卒也。强直，筋劲而不柔和也。

支痛，坚固支持，筋挛不柔而痛也。

緛戾，筋缩也，谓里急筋缩，乖戾失常而病也。然燥金主于紧敛、短缩。筋劲，风木为病，反见燥金之化，由亢则害，承乃制也。况风能胜湿而为燥也，风病势甚，而成筋缩者，燥之甚也。故诸风[1]甚者，皆兼乎燥。

**热类**

诸病喘、呕、吐酸、暴注、下迫、转筋、小便混浊、腹胀如鼓，痈疽疡疹、瘤气结核，吐下霍乱、瞀郁肿胀、鼻塞鼽衄[2]、血溢血泄、淋闭身热、恶寒战栗、惊惑悲笑、谵语妄答、衄衊[3]血汗，皆属于热。少阴君火之热，乃真心与小肠之气也。

喘，火气也。寒水为阴，主迟缓。热火为阳，主急数。寒则息迟气微，热则息数气粗，而为喘也。

呕者，胃气热甚则为呕，火气炎上之象也。寒亦主呕，不可执一而论。

吐酸。酸者，肝木之味也。由火盛制金，不能平木，则肝木自甚，故为酸也。是以肝热则口酸，心热则口苦，脾热则口甘，肺热则口辛，肾热则口咸。又或有口淡者，



---

① 风：原缺，据文义补。

② 鼽衄：鼻流清涕和鼻出血。

③ 衄衊（miè 灭）：病证名。衄指鼻血，衊指汗孔出血。因热盛而迫血妄行，在鼻为衄，在汗孔为衊。《圣济总录·鼻衄门》："胆受胃热，循脉而上，乃移于脑，盖阳络溢则血妄行，在鼻为衄，在汗孔为衊。二者不同，皆热厥血溢之过也。"张景岳谓衄、衊皆指鼻出血，二者有轻重之别。《类经·疾病类》："衄衊皆为鼻血，但甚者为衄，微者为衊。"

胃热也。

暴注，卒泄也。肠胃热甚，而传化失常，火性疾速，故如是也。

下迫，后重急痛也，火性燥物故也。

转筋，反戾也。热气燥烁于筋，挛瘛而痛也。言寒者误，寒虽主于收引，然止为厥逆禁固，屈伸不便，安得为转筋也。

小便混浊，寒则清洁，热则混浊也。

腹胀如鼓，气为阳，阳为热，气甚，则如是也。

痈，浅而大也。经曰：热胜，血则为痈脓也。

疽，深而恶也。

疡，有头小疮也。

疹，浮小瘾①疹也。

瘤气，赤瘤丹熛②。热胜气也，火之色也。

结核，火气热甚，则郁结坚硬，如果中核也。不必溃发，但令热气散，则自消矣。

吐下霍乱，三焦为水谷传化之道路，热气甚，则传化失常，而吐泻霍乱，火性燥动故也。或云热无吐泻，止言停寒者，误也。大法：吐泻烦渴为热，不渴为寒。或热吐泻，始得之亦有不渴者，若不止，则亡津液而后必渴。寒本不渴，若亡津液过多，则亦燥而渴也。但寒者，脉当沉细而迟；热者，脉当实大而数。



---

① 瘾：底本模糊不清，据刘完素《素问玄机原病式·六气为病·热类》补。

② 丹熛（biāo 标）：丹毒。

瞀，昏也。热气甚，则浊乱昏昧也。

郁，怫郁也。结滞壅塞，而气不通畅，所谓热甚则腠理闭密而郁结也。然寒水主于闭藏，今反属热者，是火热亢极，反兼水化制之故也。

肿胀，热胜于内，则气郁而为肿也。阳气热甚，则腹胀也。火主彰显，升明舒荣，皆肿胀之象也。

鼻塞，窒塞不通畅也。火主膹[①]膹肿胀，故热客阳明，而鼻中膹胀窒塞也。

鼽者，鼻流清涕也。夫五行之理，微则当其本化，甚则兼其鬼贼。经曰：亢则害，承乃制也。以火炼金，热极而反为水之样也。故肝热甚则出泣，心热甚则出汗，脾热甚则出涎，肺热甚则出涕，肾热甚则出唾也。

衄者，阳极怫郁于足阳明，火气上蒸于肺，则血妄行，而为鼻衄也。

血溢者，血上出也。

血泄者，热客下焦，而大小便血泄也。

淋者，小便涩痛也。热客膀胱，郁结不能渗泄故也。又有遗尿不禁者。经曰：肾主二阴。水衰而怫郁，客其部分，二阴郁结，则痿痹而神无所用，故小便遗失而不能禁止，然则热症明矣。仲景论少阴病热极曰：溲便遗失、狂言、目反直视不转睛者，肾先绝也。

闭者，大便涩滞也。谓之风热结者，火甚制金，不能平木，则肝木自旺故也。

---

① 膹（chēn 嗔）：胀起，胀大。

身热恶寒者，热在表也。寒则腠理闭密，阳气怫郁而然也。

战，动摇也。栗，寒冷也。皆火之象也。此由火热亢极而战，反兼水化制之，故战栗也。

惊者，心卒动而不宁也。火主于动，心火热甚，故惊也。

惑者，惑乱也。火实则水衰，失志而惑乱也。

志者，肾水之神。

悲者，肺金所主也。笑者，心火所主也。悲笑而五液俱出者，火热亢极，而反兼水化制之故也。

谵者，多言也。言为心声，心热则多言也。

妄者，虚妄也。火为阳，故外清明而内浊昧。心热甚，则肾衰，而志不精一。见闻虚妄，而自为问答，神智失常如见鬼神也。

衄衊血汗者，心火热极，则血有余，热气上甚，则为血溢汗浊，而见紫黑之象也。

**湿类**

诸痉强直、积饮痞膈、中满、霍乱吐下、体重、胕[1]肿肉如泥按之不起者，皆属于湿。太阴湿土，乃脾胃之气也。

诸痉强直者，筋劲而不柔和也。阴痓曰柔，阳痓曰刚。故湿过极，则反兼风制之。然兼化者虚象，而实非风也。

---

① 胕（fū肤）肿：全身浮肿。胕，同“肤”，皮肤。

积饮者，留饮积蓄而不散也。

痞者，否而不通泰也。土得燥则消散，得湿则不能消，而为病也。

膈者，阻滞也。肠胃隔绝，而传化失其常也。

中满者，土为中州，湿为积饮，痞膈而满也。

霍乱吐下者，湿为留饮痞膈，而传化失常也。

体重者，土湿为病，则体重也。

胕肿肉如泥按之不起者，土过湿则为泥，是以不起。

**火类**

诸热瞀、瘛[①]、暴瘖、冒昧、躁扰、狂越、骂詈、惊骇、跗肿、酸疼、气逆冲上、禁栗如丧神守、嚏、呕、疮疡、喉痹、耳鸣及聋、呕涌溢食不下、目昧不明、暴注、瞤[②]瘛、暴病暴死，皆属于火。少阳相火之热，乃心胞络、三焦之气也。

瞀，昏也。心火热甚，则神浊昧而瞀昏也。

瘛，动也。惕[③]跳动瘛，火之体也。惊属心，而脉亦心所主也。

暴瘖，卒哑也。肺主声，其或火旺水衰，热乘肺金，则瘖而无声也。经曰：内夺而厥，则为瘖俳[④]，此肾虚也。俳，废也。

冒昧者，蒙昧而昏暗也。气热神浊，火之体也。

---

① 瘛（chì 斥）：痉挛，抽搐。
② 瞤（shùn 顺）：掣动，颤抖。
③ 惕：疾速。
④ 瘖俳：亦作“瘖痱”。风病的一种，舌强不能说话，四肢不能动作。

躁扰者，躁动烦热，扰乱而不宁也。热甚于外，则肢体躁扰。热甚于内，则神志躁动。反复颠狂，懊侬[①]烦心，而不得眠也。

狂者，乱而不定也。越者，乖失礼法，而反常也。肾水主志，心火旺则肾水衰，是以失志而狂越也。经曰：多喜为颠，多怒为狂。故喜为心志，心热甚，则多喜而为颠。怒为肝志，火实制金，不能平木，故肝实则多怒而为狂也。

骂詈者，言之恶也。水性善，火性恶，若阳盛阴虚，则是水弱火强，而为骂詈也。

惊骇者，惊愕也。君火主之。

胕肿者，热胜肉而阳气郁滞故也。此与湿门胕肿有别。

酸疼者，由火盛制金，不能平肝木，木旺而为火所化。

气逆冲上，火气炎上故也。

禁栗如丧神守者，禁，冷也；栗，战栗也。

嚏者，鼻中因痒而气喷作声也。鼻为肺窍，痒为火化故也。

呕、疮疡者，皆火使然也。此当与热门同看。

喉痹者，不仁也，火闭塞也。火主肿胀，热客上焦，而咽喉溢也。

耳鸣者，耳为肾窍，交会于手太阳少阳、足厥阴少阳

---

① 懊侬（náo 挠）：烦闷。

之经。若水虚火实，热气上乘其经络，冲于耳中，鼓其听户，随其气之微甚，而为鸣也。

耳聋者，由水衰火实，热郁于上，而使听户玄府壅塞，神气不得通泄也。

呕涌溢食不下者，火气炎上，胃膈热甚，传化失常故也。

目昧不明者，热气郁之甚也。

暴注者，卒泻也。

瞤瘛者，惕跳动也。火主动，况脉乃心火之所养也。

暴病暴死者，火性急速故也。

**燥类**

诸涩、枯涸干痉、皴揭[①]，皆属于燥。阳明燥金，乃肺与大肠之气也。

涩者，濇也。如物湿则滑泽，今遍身内外涩滞，皆属燥金之化，由水液衰少而燥涩，气为壅滞，不得滑泽通利，而为淋也。然中寒吐泻，亡液而成燥者，亦由于此。

枯涸干痉者，枯，不荣身也；涸，无水液也；干，不滋润也；痉，不柔和也。

皴揭者，皮肤启裂也。乾为天而为燥金，坤为地而为湿土。天地相反，燥湿异用。湿土旺于长夏，则万物滑泽荣茂。燥金旺于秋冬，则万物肃敛。燥涩皴揭之理，皆燥气之化也。燥金主收敛，不可不知。

---

① 皴（cūn 村）揭：皮肤干裂。

### 寒类

诸病上下所出水液澄澈清冷、癥瘕㿗疝、坚痞、腹满急痛、下痢清白、食已不饥、吐利腥秽、屈伸不便、厥逆禁固，皆属于寒。足太阳寒水，乃肾与膀胱之气也。

上下所出澄澈清冷者，水谷不化，而吐利清冷，为病寒也。

癥者，腹中坚硬，按之应手也。然水体柔顺，今反坚硬如地者，亢则害，承乃制也。如病湿[①]过极则反燥，而筋脉劲急者，反兼金化制之也。病燥过极则烦渴，反兼火化制之也。热病过极而反出五液，或为战栗恶寒者，反兼水化制之也。

瘕者，腹中虽硬，而忽聚忽散，无有常准。经曰：小肠移热于大肠，两热相搏，则血溢而为伏瘕[②]也。然则经言瘕病，亦有热者也。或阳气郁结，怫热壅滞，而为坚硬不消者，又非寒病癥瘕也，当以脉症辩[③]之。

㿗疝者，小腹控[④]卵肿急绞痛也，寒主拘缩故也。寒极而土化制之，故肿痛也。经曰：疝脉急。注云：脉急者，寒之象也。然寒脉当短小而迟，今言急者何也？岂不曰紧脉主痛，急为痛甚。然疝之湿热者，何以别之。若脉紧急兼洪数，则又为热痛之类也，不可不知。

---

① 湿：刘完素《素问玄机原病式·六气为病·寒类》作“风”。

② 伏瘕：病名。因大肠热气郁积所致。症见下腹部时有鼓起块状，但有时却消散，可伴有腹痛、便秘等。

③ 辩：通“辨”。分别，辨别。

④ 控：牵掣。

坚痞腹满[1]急痛者，寒主拘缩，故急痛也。又有热郁于内，而腹满坚结痛者，又不可例言为寒也。

下痢清白者，水寒则清净明白也。

食已不饥者，胃热则消谷善饥，病寒则虽食已而难腐化也。亦有邪热不杀谷，而腹热胀满，虽数日不食，亦不饥者，又不可以寒目之。

吐利腥秽者，肠胃寒而传化失常也。故寒胜则火衰金旺，而吐利腥秽也。腥，金之臭[2]也。

屈伸不便、厥逆禁固者，寒则四肢逆冷，而禁止坚固，舒卷失常，不便利也。

## 病机赋

明药脉病机之理，识望闻问切之情。药推寒热温凉平和之气、辛甘淡苦酸咸之味、升降浮沉之性、宣通补泻之能，脉究浮沉迟数滑涩之形、表里寒热虚实之应。药用君臣佐使，脉分老幼肥瘦。老人脉濡，小儿脉数；瘦者脉大，肥者脉细。病有内伤外感、风寒暑湿燥火之机，治用宣通补泻、滑涩湿燥、重轻之剂。外感异于内伤，外感有余，内伤不足；寒证不同热证，直中之邪为寒，传经之邪为热。外感宜泻，内伤宜补；寒证可温，热证可清。外感风寒，宜分经而解散；内伤饮食，可调胃以消镕。胃阳主气，司纳受，阳常有余；脾阴主血，司运化，阴常不足。

---

① 痛：刘完素《素问玄机原病式·六气为病·寒类》作“满”。

② 臭（xiù 秀）：气味。

胃乃六腑之本，能纳受水谷，方可化气液；脾为五脏之本，能运化气液，方能充荣卫。胃气弱，则百病生；脾阴足，而诸邪息。调理脾胃，为医中之王道；节戒饮食，乃却病之良方。病多寒冷郁气，气郁发热。寒为风寒外感，昼夜发热；冷为生冷内伤，午后发热。或出七情动火，火动生痰；有因行藏动静[①]，以伤暑邪；或是出入雨水，而中湿气；亦有食饮失调，而生湿热；或有房劳过度，以动相火。制伏相火，要滋养其真阴；祛除湿热，须燥补其脾胃。外湿宜表散，内湿宜淡渗；阳暑可清热，阴暑可散寒。寻火寻痰，分多分少而治；究表究里，或汗或下而施。风寒则汗之，谓温散也；生冷则下之，谓渗利也。痰因火动，治火为先；火因气生，理气为本。治火，轻者可降，重者从其性而升消；理气，微则宜调，甚则究其源而发散。实火可泻，或泻表而或泻里，指外感也；虚火宜补，或补阴而或补阳，指内伤也。暴病之谓火，怪病之谓痰。寒热燥湿风，五痰有异；温清润燥散，五治不同。有因火而生痰，有因痰而生火；或郁久而成病，或病久而成郁。金水木火土，五郁当分；泄折[②]达发夺，五治宜审。郁则生火生痰而成病，病则耗气耗血以致虚。病有微甚，治有逆从。微则逆治，以寒药治热，以热药治寒；甚则从攻，以寒药治热，佐以热药，以热药治寒，佐以寒药。病有标本，治有缓急，急则治标，缓则治本。法分攻补，虚



---

① 动静：特指起居作息。

② 折：原作“拆”，据《素问·六元正纪大论》“水郁折之”改。水郁，指水气郁滞；折，调节制约。

用补而实用攻，少壮新邪专攻是则，老衰久病兼补为规，久病兼补虚而兼解郁，陈瘕或荡涤而或消溶，积在肠胃可下而愈，块居经络宜消而痊。妇人气滞血瘀，宜开血而行气；男子阳多乎阴，可补阴以配阳。气病血病，二症宜分；阳虚阴虚，两般勿紊。气病阳虚，昼重夜轻，自子至巳为阳；血病阴虚，昼轻夜重，自午至亥为阴。阳虚生寒，寒生湿，湿生痰，阳为气，为真火；阴虚生火，火生燥，燥生风，阴为血，为真水。阳盛阴虚则生火，火逼血而错经妄行；阴盛阳虚则生寒，寒滞气而周身浮肿。阳虚畏外寒，阳气虚不能卫外，故畏外寒；阴虚生内热，阴气虚不能配血，故生内热。补阳补气，用甘温之品；滋阴滋血，用苦寒之流。调气贵用辛凉，气属阳，无形者也，气郁则发热，宜用辛凉之药以散之；和血必须辛热，血属阴，有形者也，血积则作痛，宜用辛热之药以开之。气阳为血阴之引导，血阴乃气阳之依归。阳虚补阳，阴虚滋阴，气病调气，血病和血。阴阳两虚，惟补其阳，阳生而阴自长；气血俱病，只调其气，气行而血自随。小儿纯阳而无阴，老者多气而少血。肥人气虚有痰，宜豁痰而补气；瘦者血虚有火，可泻火以滋阴。膏粱无厌发痈疽，燥热所使；淡薄不堪生肿胀，寒湿所积。北地耸高，宜清热而润燥；南方卑下[1]，可散湿以温寒。奇偶复大小缓急七方须知，初中末三治要察。初则发攻，中则调和，末则收补。寒因热用，热因寒用；通因通用，塞因塞用。通因通





---

① 卑下：低矮；低洼。

用者，通其积滞，而下焦自然开密也；塞因塞用者，塞其下流，而上焦自然开豁也。风能胜湿，湿能润燥，辛能散结，甘能缓中，淡能利窍，苦能泄逆，酸以收耗，咸以软坚。升降浮沉则顺之，寒热温凉宜逆也。病有浅深，治有难易。初感风寒，乍伤饮食，一药可愈；旧存痃癖，久患虚劳，万方难疗。临病若能三思，用药终无一失。略举众疾之端，俾[1]为后学之式。

## 脉病机要

医有王佐，法有反正。难辩必辩，难明必明，其明以理，其辩以因。治从其先，机握其神。迟硬两见，附子兼行姜桂；实数双形，大黄必佐连芩。调胃承气，治痢下之迟滑；鹿茸官桂，救浮数之无根。气虚血衰，别软弱之相似；有汗无汗，辩疾紧之雷同。紧似疾而硬，其象曰寒；疾似紧而软，其象曰风。血衰，软大如绵；气虚，微弱似空。术附敛浮数无力之劳倦，知柏救沉数有力之劳蒸。里和表病，汗之则愈；表和里病，下之则痊。沉实不瘥，可以再下；浮紧不瘥，可以再汗。寸紧虽闭勿下，尺迟虽热勿汗。浮沉迟而且濡，表里寒湿之生料；上下滑而且数，内外热燥之通圣。阴盛于内者格阳，阳盛于内者格阴；厥而怔忡者水，怔忡而厥者虚。阳明狂言，有不数之脉；少阴下利，有当通之机。便难便易，喘而不卧者燥屎；腹痛腹胀，小便反易者血禁。欲吐不吐必泻，欲泻不泻必疼。

① 俾（bǐ笔）：使。

妇人气滞，先开其血；男子多阳，急配其阴。老人以扶阳为主，小儿以启脾为圣。难生脐筑[①]之愁痛，不治温热之脉沉。奇哉偷关之法，壮哉提蓬之能。实母三，虚母二，此是条目；虚先微，实先甚，此是纲领。

## 运气诀要

百病根源，运气为先。明经络，晓真机。浮沉迟数分寒热，子母后先法自奇。

百病生于气，生死决于运。六气，本也；五运，标也。经所以知脏腑，络所以通经气。知经则法不乱，知络则药可使。子母者，本部之前后也；后先者，后其标而先其本也。甲运克肾，肾虚者病之，忽脾自病，肾之子复至也，肝不能复，则肾死矣；戊运克肺，肺虚者病之，忽心自病，肺之子复至也，肾不能复，则肺死矣；壬运克脾，脾虚者病之，忽肝自病，脾之子复至也，肺不能复，则脾死矣。此三脏者，今伤则重，原伤则轻，寡复也，寡复则死，死不待于会符太乙也。庚运克肝，肝虚者病之，忽肺自病，肝之子复至也，心不能复，则肝死矣；丙运克心，心虚者病之，忽肾自病，心之子复至也，脾不能复，则心死矣。此二脏者，今伤则轻，原伤则重，寡复也，寡复则死，死必待于会符太乙也。凡合死有不死者，何哉？子母之救多也，或复至治其复而愈也。有病肾而非甲，病肺而非戊，病脾而非壬，病肝而非庚，病心而非丙，病肾而非

① 脐筑：脐旁动气。

长夏，病肝而非秋冬，病脾而非春木，病肺而非夏火，病心而非冬水，此病不关于运气，病在中也。或不在中，当查前运前气，又不相关，此一时病也，病虽重不死，何也？机轻故也。

## 论升麻柴胡

天地四时之令，春夏之气温而升浮，则万物发生。秋冬之气寒而降沉，则万物肃杀。人肖天地，常欲使胃气温而升浮，而行春夏发生之令。不欲使胃气寒而降沉，而行秋冬肃杀之令。盖升麻能令清气从右而上达，柴胡能令清气从左而上达。经曰：清气在下，则生飧泄；浊气在上，则生腹胀。是以清气一升，则浊气随降，而无以上等症。

## 论升柴槟木四味同用

病在上膈，法当用木香、槟榔以降之；病在下膈，法当用升麻、柴胡以提之，此常理也。然或泄泻、脱肛、后重，疼不可忍，是乃气下陷也，法当举之，以升麻、柴胡，和之以木香，攻之以槟榔。或曰：四药同剂，不无升降混淆，奚有治病归一之功也。曰：天生药石治其病，各有其能。如仲景立大柴胡汤，用柴胡、大黄同剂，以治伤寒表里俱见之症。然柴胡升散外邪，大黄降泄内实，使病者热退气和而愈。故用升麻、柴胡自能升清气而上行，槟榔、木香自能逐浊气而下行，能使脱肛举而后重除，自可同剂而成功矣，何疑之有？

## 论十全大补汤

虚损之疾，世医例用十全大补汤以补之，其方实为虚损之关键也。方用参、芪、苓、术、甘草以补气虚，用归、芎、地黄、芍桂以补血少，此方乃为真气血两虚而设。或血虚而气尚实，或气虚而血尚充，又不可一例施也。盖药性各有能毒，中病者藉其能以付安，不中病者，徒惹毒以增病耳。如心脾二经虚，当用茯苓补之。虚而无汗及小便短少者，服之有功；虚而小便数者，服之令人目盲；虚而多汗者，久服损其元气，夭人天年。以其味淡而利窍也。如肺气弱及无阳虚者，当以参、芪补之。然肥白人及气虚而多汗者，服之有功；若苍黑人及肾气虚而未甚虚者，服之必满闷不安。以其性滞而闭气也。甘草，健脾补中及泻火除燥之良剂，然呕吐与中满并嗜酒之人服之，多敛膈不行而呕满增剧，以其气味之甘缓也。川芎，补血行血、清利目首之圣药，然骨蒸多汗及气弱之人服之，则真气走散而阴虚愈甚，以其气味之辛散也。生地黄能生血脉，然胃气弱者服之，防损胃不食。熟地黄补血养血，然痰火盛者服之，恐泥膈不行。人参为润肺健脾之药，元气虚损者不可缺也，如久嗽劳喘咯血，郁火在肺者服之，必加嗽增喘不宁，以其气味之甘温滞气也。白芍为凉血益血之剂，血虚腹疼者不可缺也，若形瘦气弱，禀赋素虚寒者服之，反伐发生之气，以其气味之酸寒也。用方者当慎之。

## 卷之二

### 人参 一

气温，味甘。气味俱轻，阳也，亦有微阴。故温中微寒，甘中微苦，入手太阴而泻肺火也，还须配茯神、佐枣仁为良。治脾肺，壮元阳，补而缓中，气短气促气少者俱用，更泻脾肺胃中火邪。气不足而亡血者，须参补之；里虚而腹痛者，亦参补之。且通经活血，乃气中之血药也。生脉散中用之，正以经通血活，则脉生矣。古人用之于解散药及发表药者，取其通经走表也。又曰肺寒方可服者，何也？盖肺惟寒则脉濡滞而行迟，假参之力而通经活血，则元气遂生发矣。肺热又伤肺者，何也？盖肺惟热则气血激行，再加通迅，则助激速，而肺气遂耗散矣。与蜜炙黄芪同用，则助其补表；与土炒白术同用，则助其补中。用升麻为使，而佐以柴胡，则能引之上升而补上；用熟地为使，而佐以白茯，则能引之补脾胃及肾中之虚寒。多用麦冬，大能止渴生津；加以山楂，极会去滞消积。手经有疾，桂枝为使；足经有疾，附子为使。大哉参之功乎，其补中益气之要药乎，其和中温元之圣德乎。气药用之以补气固矣，然血药用之，亦能补血者，何也？盖血附气而行，气行则血行，此其理也，苟不少加参以引导之，则血且滞矣，虽有诸补血之药，竟何用哉？况血，阴也；气，阳也。独阴不成，必借阳气一嘘[1]，而后阴赖之以受成。此阳昌阴和之妙用，顾学人自悟何如耳。经曰一阴一阳之谓道，旨哉斯言也。痘家灰白虚寒之症，酌宜重用，若红紫实热者，乃肺热痰盛，不可轻犯。反藜芦，畏灵脂。

## 黄芪　二

气薄，味甘，性温。无毒。升也，阳也。其用有四：温分肉而实腠理，益元气而补三焦，内托阴症之疮痍，外固表虚之盗汗。如痈疽已溃者多用，从里托毒而出，又能生肌收口，补表故也。大都表邪旺者不可用，用之反助邪气。就阴气弱者论之，亦宜少用，若用之以升元气于表，则内反虚耗矣。又表虚有邪发汗不出者，服之自汗。此药大益胃气，能解肌热，故人参、黄芪、甘草三味，退虚热之圣药也，入手少阳、足太阴、少阴命门之剂。蜜炙用之，大能止汗，生用又能发汗。人参非此则不能补，故为补中益气之要药也。用之于痘家，与前参同，但实热之症，比参尤加谨焉。恶鳖甲。

## 白术　三

气温，味甘。苦而甘温，味厚气薄。无毒。可升可降，阴中阳也。入手太阳、少阴，兼足阳明、太阳、少阴、厥阴。除湿益燥，和中益气，利腰脐间瘀血，除胃中邪热。利水道，有除湿之功；强脾胃，有进食之效。佐黄

① 嘘：火或气的热力熏炙，此处指阳气的熏炙。

芩有安胎之能，君枳实有消痞之妙。与二陈同用，则化痰除湿，消食健胃；与白芍、当归、枳实、生地之类同用，则补脾而清脾家湿热；与干姜同用，去脾家寒湿；与黄连同用，去脾家湿热。大哉白术之功乎，其去诸经之湿药乎。痘家毒盛尿多，切宜禁忌。若见水泡之症，须用麻黄根汁浸透炒之，取其达表以利水道也。

## 甘草　四

气平，味甘，阳也。入足厥阴、太阴二经。生用则寒，炙之则温；生用泻火，炙则温中。能补上中下三焦元气，和诸药解诸急。所谓黄中通理①、厚德载物之君子也，故称国老。热药用之缓其热，寒药用之缓其寒。补阳不足，中满禁用。梢子②生用，去茎中之痛。胸中积热，非梢子不能除。节治肿毒，大有奇功。养血补胃，身实良方。除邪热，利咽痛，理中气；坚筋骨，长肌肉；通经脉，利血气；止咳嗽，润肺道。又炙之能散表寒，故附子理中用之，恐其僭上也；调胃承气用之，恐其速下也。二药用之，非和也，皆缓也。小柴胡有柴、芩之寒，有参、夏之温，其中用甘草者，则有调和之意。中不满而用甘为之补，中满者而用甘为之泻，此升降浮沉之妙也。经云：以甘补之，以甘泻之，以甘缓之。此之谓也。痘家用之解

① 黄中通理：以黄色居中而兼有四方之色，指通晓事物的道理。《周易·坤》："君子黄中通理，正位居体，美在其中而畅于四支，发于事业，美之至也。"通，原作"同"，据文义改。

② 梢子：甘草根的末梢部分或细根。

毒，以和中健脾。若头面毒盛者，于解毒汤中多用之，取其缓诸药，使之上攻头面故也。中满者禁忌。反甘遂、大戟、芫花、海藻。

## 桂　五

味辛，性热。有毒。气味俱薄，浮也，阴中之阳也。大都有四等：其在下最厚者曰肉桂。去其粗皮而留其近木之味厚而最精者云桂心，入二三分于补阴药中，则能行地黄之滞而补肾。由其味辛属肺，而能生肾水，性温行血，而能通凝滞也，能通血脉凝滞，其能补肾必矣。在中次厚者曰官桂，主治中焦有寒，在上薄者，走肩臂而行肢节之凝滞，肩臂引经多用之。其在嫩枝最薄者曰桂枝，伤寒、伤风之有汗者宜用之，以解微表也，非固表也。惟有汗者，表虚邪微，故用此气薄辛甘之剂，以轻散之，则汗自止，岂有辛甘之剂，能固表哉。痘家于活血药中，少佐薄桂一二分，则血行而痘自通畅矣。又能治冷气肚疼。若体热血妄行者，切宜禁忌。畏石脂。妊妇戒用。

## 干姜　六

气热，味大辛。气味俱厚，可升可降，阳也。散肺气，与五味子同用，能治咳嗽；与实阴药同用，能治血虚发热。入肺药中，能利肺气；入肾药中，能燥下湿。引气药入气分，引血药入血分。主治沉寒痼冷。肾中无阳，脉气欲绝者，黑附子为使。又云：发散寒邪，不可多用，多用则耗散元气，辛以散之，是壮火食气故也。见火候，故止而不移，所以能治里寒。故丹溪曰：生用入发散中，能利肺气而治嗽；熟用入补中药，能和脾家虚寒。既曰理中，又曰泄脾，何也？盖泄之一字，非泄脾之正气，是泄脾中寒湿之邪，故以辛热之剂燥之，此以名泄也。痘家灰白之症用之，若实热红紫者，切宜禁忌。孕妇勿用。

## 生姜　七

味辛，性温。无毒。气味俱厚，升也，阳也。制半夏，有解毒之功；佐大枣，有厚肠之益。温经散表邪之风，益气止翻胃之疾。古云通神明去秽恶者，何哉？盖以本属肺心之系也，心惟得其所胜，则气通而宣畅，故能通神明。神明通，是心气胜，而一身之气皆为吾所使，而亦胜矣。一身之气胜，则邪气不能容，故能去秽恶。抑且辛甘发散，则能散在表在上之邪也，故生姜能治咳嗽痰涎，止呕吐，开胃口，主伤寒伤风、头疼发热、鼻塞咳逆等症。又曰：欲热即去皮，去皮则守中而热存也。要冷即留皮，留皮则行表而热散，非皮之性本冷也。

## 大附子　八

味辛，性热。有大毒。气味俱厚，浮也，阳中之阴也。其性浮而不沉，其用走而不守。除六腑之沉寒，补三阴[①]之厥逆。仲景八味丸用为少阴之向导，正取其健悍走下之性，以行地黄之滞，人以为补，则误矣。血药用之，

① 阴：疑为“阳”之误。

行经而能补血；气药用之，行经而能补气。非大虚寒之症，不可轻用。孕妇勿用。

## 细辛　九

气温，味辛，气厚味薄。无毒。浮而升，阳中阴也。止诸阳头疼、风痹痛，开胸中滞，益肝胆明目，利九窍，眼泪齿痛。凡头面诸风，不可缺也。东垣用之治邪在里之表。本草主治咳逆、百节拘挛，最能温中、下气、破痰，盖味本辛也。予尝用之以利水道，何哉？不知诸辛入肺，肺气赖辛以通畅，则渗下之官得令，所以能利水道也。大都不可重用，恐成气闭之患。痘家气粗，切不可用。

## 丁香　十

气温，味辛。纯阳。无毒。入手太阴、足阳明少阴三经。温脾胃，止霍乱，消痃癖。气胀翻胃，腹内冷痛，壮阳暖腰。去胃寒，定呕酸，杀酒毒。与五味子同用，亦治奔豚之气。能泄肺，能补胃。大能疗肾，极能止泄。痘家内热禁忌。畏郁金。

## 木香　十一

气热，味辛、苦。气味俱厚，降也。盖苦入心，辛入肺，故入心而调诸气。胸腹中壅滞及冷气，并经络中气滞痰结者，皆当用之。《补遗》以为行肝气者，何哉？以心乃一身之主，一身气血之所听命也。心有主，则能帅气，肺气调，则肝家动火自伏。惟人有怒气，则肝家怫逆，而反忤其气。况心有纵肝之情，而不能制，则肝气于是盛矣，或为怫郁者有之，或为攻冲者有之，于此得木香之苦、辛温散入心。惟苦、辛温散入心，则心气疏畅，则气亦从而疏畅矣，气畅则肝气之怫逆者无有矣。实心之行乎肝气也，非肝气之自行也，此又不可不知。又煨用能入大肠，多用能泄肺气。东垣以黄连制之，盖气行过于通畅，不无走泄之患也。降气定痛，功为最上。痘家实热切宜深忌。

## 当归　十二

气温，味辛、甘。气味俱轻，可升可降，阳也。多用大益于血家，诸血证皆用之，但流通而无定，由其味带辛、甘而气畅也，随所引导而各至焉。入手少阴，以其心主血也；入足太阴，以其脾裹血也；入足厥阴，以其肝藏血也。与白术、白芍、生地同用，则能滋阴补肾；与川芎同用，则能上行头角，治血虚头疼。再入白芍、木香少许，则生肝血以养心血。同诸血药入以薏苡仁、牛膝，则下行足膝，而治血不荣筋；同诸血药入以人参、川乌、乌药、薏苡仁之类，则能荣一身之表，以治一身筋寒湿毒。佐黄芪、人参，皆能补血；佐牵牛、大黄，皆能破血。从桂、附则热，从硝、黄则寒。入和血药则血和，入敛血药则血敛，入凉血药则血凉，入行血药则血行，入败血药则血败，入生血药则血生，各有所归也，故名当归。痘家大便闭结，由热毒煎熬真阴，以致大肠经血少故耳，玄明粉中重加当归，则血生而大肠自润矣。或曰痘疮临收之际用之，恐行血作痛，此又不通之论也。盖肠胃既燥，则血药尽能里润肠胃，将何者外行痘疮哉？经云：有故无殒，亦无殒也。其斯之谓乎。便泄者勿用。

## 芍药　十三

气微寒，味酸、苦，气薄味厚。有小毒。可升可降，阴也。入手足太阴二经。生用则降，酒浸可升。其用有赤、白之异，赤者泻热，白者补虚。赤者能泻肝家火，故暴赤眼洗与服。同白者佐炙草，能治腹痛，但夏月少加黄芩。如恶寒者，加肉桂一钱、白芍三钱、炙草钱半，此仲景之神方也。与白术同用，则能补脾；与川芎同用，则能泻肝；与人参、白术同用，则补益元气。又下痢腹痛者宜用，盖由肠胃湿热，故用此收敛之剂，则脾胃得正，而邪毒不能作祸矣。腹中有寒而疼，当煨用之。妇人产后，及血虚之人，必须酒炒。古人四物汤用此剂之寒酸，以收当归之辛散耳。痘家血热，及血不归根者，用此酸寒之剂，以敛血归根极妙，但血寒痘不发者勿用。反藜芦。

## 熟地黄　十四

气寒，味甘、苦。无毒。气薄味厚，沉也，阴中阳也。惟其性寒泥滞，故用醇酒洗过，或姜汁炒过，或同附子用，不惟行滞，且能导引入肾，下元血虚者，必须用之。又能填骨髓，长肌肉。尺脉微者，桂、附相宜。尺脉旺者，莫用黄柏、知母，则滋阴降火补肾。善黑须发，佐鹿角胶极能补血。但此剂泥膈，不宜独用。若犯铁器，令人消肾。忌莱菔子，恐耗诸血。痘家匀气药中用之，便泄则禁。

## 生地黄　十五

气寒，味甘、苦。无毒。气薄味厚，沉也，阴中阳也。性虽大寒，较熟地则犹宣通而不泥膈，故能凉心火之血热，泻脾土之湿热，止鼻中之衄热，除五心之烦热。其或虚而生热者，不可多用，以性大寒故也。惟劳倦伤脾热者当用，以脾经大络之血损也。女人崩中血不止、产后血上攻心、胎动下血，老人津液枯绝、大肠燥结不润者，皆当用之。又实脾药中用二三分，以固脾气，使脾家永不受邪，但不可多用，以大寒恐倒脾气也。或用姜汁炒，或用醇酒洗，或用砂仁酒浸，皆制其寒性，免泥滞也。忌铁器。痘家血热之症宜用之，以凉血解毒。便滑者禁用。

## 川芎　十六

气温，味辛。无毒。气厚味薄，升也，阳也。血药中用之，能助血流行。奈过于走散，不可久服多服，中病即已，过则令人暴卒死。能止头疼者，正以有余，能散不足，而引清血下行也。古人所谓血中之气药者，以能辛散，又能引血上行也。痈疽药中多用之者，以其入心而能散故耳。盖心帅气而行血，川芎入心，则助心帅气而行血，气血行，则心火散，邪气不留，而痈疽亦散矣。东垣谓下行血海者，非也，何者？血贵宁静，不贵疏动。川芎味辛、性温，但能辛散，而不能下守，胡能下行以养新血哉？即四物汤中用之，特取辛温以行地黄之滞耳。痘家血不活者，用杏仁汁制之，加少许，以行肌表之血，何也？盖芎之辛，但能行血，单用恐成内燥之患，必须杏仁汁制。外藉之以行表，内藉之以润燥。若痘黑陷烂，则勿用。

## 鹿角胶　十七

气温，味苦、咸，气薄味厚。生精血，秘精髓，止血崩，除腰脊之疼，补虚羸劳绝之剂，血家之圣药也。与川芎同用，上补头角及面部之血；与白芍当归同用，中补脾胃之血，使脾胃永不受邪；与熟地同用，下补肾家之阴；与条芩、槐角同用，能补大肠之血而凉之。随其所至，而各有所补焉。予尝治一人肠风下血并血痢者，诸药不效，即用鹿角胶以治之，服一斤愈。或问其故，予曰：大肠虽云多血，亦多气也。其人患血病数月，则血愈亏，而气愈盈，邪火灼真阴，即草根、树皮，安能疗之哉？故用鹿角胶为主，人乳为辅，大佐以凉血药，则血生以配气，而气不得逼血妄行，故其患乃止。方用鹿角胶一斤；何首乌赤者六两，分三制：一用旱莲草汁浸，一用冬青子汁浸，一用桑椹汁浸；当归六两制同；白芍三两；川芎一两；自己发漆一两；胎发漆一两；晒熟地五两；茯神四两；乳浸加倍为良；浑沌皮一付。俱为细末，炼蜜和胶为丸。久服诸病不染，极能黑须发，美颜色，壮精神，填骨髓，固肾元。内加家白菊乳制，又能明目清心。此天一生水之要药也。痘家热症，用之于凉血解毒药中，立效。盖热毒既盛，则真阴为其所灼烁矣，真阴既损，则热毒用之益炽。世之治者，每每用解毒汤单服，是救一息之危，不知真阴不至，则热邪虽退，刻即生矣。予尝用此剂于凉血解毒药中以养阴，则养阴者，乃所以退阳也，悟者得之。又脾泄之人，服之亦妙。药后不可食鹿肉、鹿血[1]。忌雉肉。

## 阿胶 十八

气微温，味甘、平。无毒。降也，阳也。能保肺气，养肝血，补虚羸，故止血安胎、止嗽止痢、治痰治痿皆效，惟久嗽、久痢、久痰及虚劳失血之症者宜用。若初发邪胜者，不可骤用，恐强闭其邪，致生他证也。倘肺家要用，须用桑白皮同剂，以监制之，立效，何者？盖阿胶敛肺之药，桑白皮泻肺之药，以此监彼，但取阿胶之能，而泻阿胶之敛故耳。若痢家要用，即多枳壳、槟榔，无有不可，此又通变之妙用也。

## 犀角 十九

气寒，味苦、酸、咸。无毒。升也，阳也。本草主解心热，止烦乱，安心神，镇诸惊，何谓哉？盖寒能制热，苦能泄火，寒、苦入心，则心热解，而烦乱止矣；热解烦止，更兼酸以敛神，则神安矣；心定神安，而血以养筋，则惊镇矣。其曰明目者，盖火热下行烁肾，故目昏；其曰清音者，盖火热上行逼肺，故音哑。今火热既去，且又咸

① 血：原作“肉”，据安徽中医药大学藏抄本改。

以滋肾，则水又足以胜火，而目之所以明者，此也，音之所以清者，此也。大都伤寒、瘟疫、风肿、疮疡诸症，皆火热为之也。今火热既去，则邪不得以夺正，而寒疫之所以除者，此也，肿疡之所以消者，此也。易老云：上焦蓄血，犀角地黄汤主之；中焦蓄血，桃仁承气汤主之；下焦蓄血，抵当汤主之。三法宜知，不可忽也。痘家热症，逼血妄行，及烦闷、小便赤涩，并痘色红紫者，宜用之以解热。若虚寒症勿用。畏川乌、草乌。

## 麦冬　廿

气微寒，味甘、平。无毒。降也，阳中微阴也。阳乃肺药，微阴去肺中之伏火，火去则肺金生，金生则烦渴止，而心亦清矣，心清而神亦保安矣。惟肺金得令，则金能生水，又能强阴益精，心清神安，则气血和畅，又能治血妄行。夫曰解烦渴补虚劳者，正以其润肺清心也。心清而肺润，则心统气行，而郁结之患可释矣。夫曰能复脉者，何也？盖心主脉，而百脉之朝宗于肺，若肺润心清，则脉亦调和，气血无所阻，必听命以遂脉之通畅也。能引生地而至所生之处。痘家用之，以止烦渴。诸症便滑者忌之。

## 天冬　廿一

气寒，味苦、甘，气薄味厚。升也，阴也。无毒。入手太阴、足少阴之剂也。疗风淫湿痹，补虚损劳伤。且强骨髓，润五脏，悦颜色，养肌肤。解渴除烦，消痰住嗽，保肺气不被热扰，通肾气能除热淋。止血溢妄行，润粪燥闭结。同参、芪煎服，定虚喘促神方；和姜、蜜熬胶，破顽痰癖劫剂。与百合同用，能除肺痿。与黄芩同用，能除肺痈，未溃用藕叶、枳壳为佐，已破用贝母、白芷为辅。大要苦能泄滞血、甘能助元气、寒能去肺热，此三者，天冬之功也。虚热者用之，虚寒者禁忌，何也？盖味之苦者，但泄而不收故耳。予尝用天冬四两、生地六两，将醇酒煮汁熬胶，入炼蜜四两，滚水调服，大补阴虚；入柿霜四两，大能止嗽；入枸杞四两，治肾嗽神验；入阿胶一两，疗血痰妙甚。又能引熟地而至所补之处。



## 升麻　廿二

气平，味苦、甘，气味俱薄。无毒。升也，阴中之阳也。治肺痿吐脓血，古人犀角地黄汤，每用之以代犀角者，止是引地黄等药同入阳明耳。与葱白同用，则能引之以散手阳明之风邪；与石膏同用，则能引之以止足阳明之头疼。补中益气汤用之，提元气从右而上；升麻葛根汤用之，驱邪热从表而散。惟其能解脾胃肌肉间热，故能散手足阳明经邪。诸方书以为元气不足者，用之阴中升阳，则谬矣。盖阳气下陷者，可升提之，若元气不足者，升之则下益虚，而元气益不足矣。盐水浸炒，则提肾气；甘草汁制，则提脾胃之气。若痰壅气上有汗者，勿用。

## 柴胡　廿三

气平，味微苦，气味俱薄。无毒。升也，阴中之阳也。主左右胁下刺痛，日晡潮热往来。在脏主调经生血，在经主气上行经，此手足少阳表里之剂也。能提下陷阳气，以泻三焦之火，此其能除手足少阳寒热也。大都中病即已，不可过用，为其气味俱薄，多散故耳。治劳方中用之者，以其能提清气从左而旋，以却邪热耳。又止偏头疼、胸胁痛，疗肌解表，疏邪清热。君黄芩，伤寒门实为要剂；主常山，温疟症诚作主方。与白芍同用，能抑肝而散火；与黄连同用，能凉心而解热。经脉不调，入四物、秦艽、续断、牡丹治之最效；产后血积，用四物、三棱、莪术、马鞭草破之极验。逍遥散用之，散郁气而内畅；补中汤用之，提元气而左旋。

## 葛根　廿四

气平，味甘，气味俱薄。无毒。升也，阳中之阴也。发伤寒之表邪，止胃虚之消渴。解中酒之苛毒，治往来之温疟。能住头疼，善疏疮疹。入柴胡疗肌表，功为第一；同升麻通毛窍，效实无双。其汁寒凉，专理天行时疫，且止热毒吐衄。其粉甘冷，善解酒后烦热，更利二便燥结。花能醒酒不醉，壳能治痢实肠，诚阳明圣药也。痘疮不起者，予用之立起，何哉？盖因肌肉实，腠理密，不得通畅，故痘出不快耳，今得葛根一疗解，一疏通，此肌肉畅而腠理开，其痘立起矣。孕妇所忌。

## 杏仁　廿五

气温，味甘、苦，气薄味厚。可升可降，阴中之阳也。有小毒。入手太阴之剂也。解肌毒，散结滞。入麻黄，利胸中气逆而喘促；同乌梅，润大肠气闭而便难。单仁开腠理甚捷，双仁治狗咬极验。予尝用杏仁三钱、马兜铃三钱、蝉蜕二钱、白矾五钱、白砒五分，乳细[①]，红枣肉为丸，如梧桐子大，食后冷水送下，男七女六，治哮神效。大都中病即已，不可多服，过则令人伤筋骨。泄痢忌用。戒粟米，畏犬肉。



## 麻黄　廿六

气温，味苦、甘，气味俱薄。无毒。升也，阳也。手太阴之剂，入足太阳经，走手少阴、阳明经药也。去根节者发汗，留根节者敛汗。惟在表真有寒邪者宜用之。若表无真寒邪，或寒邪在里，或表虚之人，或阴虚发热，或伤风有汗，或伤食等症，虽有发热恶寒，其不头疼身痛而拘急、六脉不浮紧甚者，皆不可汗。虽有可汗之症，亦不可过。盖汗乃心之液也，不可汗而汗，与可汗而过之，则心家之液涸，而心血亦为之动矣。或致亡阳，或致衄血不止，而成大患也，戒之。君羌活，能散风邪；佐独活，能消脚气；同杏仁，能去寒邪，兼理哮喘；臣甘菊，能清肺热，更明眼目。身能发汗，根主敛汗。风家用之多验者，何哉？盖风至柔也而善藏，麻黄性至轻也而善驱，内用气血药以托之，外用浮剂以散之，此以善藏始者，不得以善藏终矣。阴虚发汗者，鹿角四物汤加根节敛汗；汗多亡阳



① 乳细：把药末放在乳钵内研极细。

者，附子四君饮入根节回阳。痈疽方起者，行凉药中兼用之，即散无疑；寒邪战栗者，疏风药中兼用之，立止不谬。痘家初发热，及痘红紫稠密、皮厚不快者，多用于行凉解毒药中，则内托外散，正所谓开门放贼，而痘亦因之稀少矣。又能散胸膈泥滞之气，表虚则忌。

## 羌活　廿七

气微温，味苦、甘、辛，气味俱薄。无毒。升也，阳也。足太阳之君药也。乃拨乱反正之主，大有作为者也。故小无不入，大无不通。能散肌表八风之邪，善理周身百节之疼，排巨阳肉腐之疽，除新旧风湿之症。加川芎，治足太阳少阴头疼；同秦艽，除足阳明少阳口斜。并苍术，理湿风甚捷；佐麻黄，开腠理堪夸。与独活不分二种，后人用羌活多用鞭节者，用独活多用鬼眼者。然羌活则气雄，独活则气细，雄者入足太阳，细者入足少阴。有问治头疼者曷故，盖巨阳从头走，惟厥阴与督脉会于巅顶，逆而上行，诸阳不得下，故令头疼也。痘家用之以散肌表风热，解百节疼痛，此亦发毒追脓之要药也。气虚则勿用。

## 独活　廿八

气微温，味苦、甘、辛，气味俱薄。无毒。升也，阳也。足少阴经药也。止奔豚痫痓，治女子疝瘕。寒湿足痹，非此不治；头眩目晕，非此不除。诸风中之要药也。主苍术，治两足之湿肿；君荆翘，散下体之痈毒；佐黄柏，止血崩如神；臣楂根，逐痘毒极验。体虚气上则忌。

## 防风　廿九

气温，味甘、辛。无毒。气味俱薄，升也，阳也。行周身骨节疼痛之要药也。以气味能泻气，以体用能疗风，何者？盖此剂气温而浮，故能去在表风热，亦能疗肢节拘疼。治风通用，散湿亦宜。能驱眩晕头颅，更开目盲无见。续命汤用之，以除口眼歪斜；通圣散用之，以去周身湿热。与条芩同用，能解大肠之风热；与杏仁同用，能散肺经之风邪。佐甘菊，善清头目之风热；臣羌活，善解巨阳之风寒。昔王太后风病不言而脉沉，其事甚急，若以有形之汤药与服，缓不及事，令以防风、黄芪煎汤，熏蒸如雾满室，则口鼻俱受其无形之气，疾斯愈矣。何也？盖人之口通乎地，鼻通乎天，口以养阴，鼻以养阳。天主清，故鼻不受有形，而受无形为多；地主浊，故口受有形，而兼乎无形。

## 荆芥　卅

气温，味辛、苦，气味俱薄。升也，阳也。能凉血疏风，上清头目。辟邪毒，宣五脏，除劳渴，通血脉，除湿痹，破结气，行瘀血，解肌表，诸疮疡风热皆用之。与羌活同用，能除血湿；与蝉蜕同用，能散风邪；与红花同用，能行恶血；与苏子同用，能下诸气。惟其气温而轻，故能开腠理。和醋捣烂，敷肿毒立瘥。又治产后血晕如神。大都中病即已，不可过服，过则蒸五脏神。表虚者禁用。

## 薄荷　卅一

气温，味辛，气味俱轻。升也，阳也。惟其性辛凉而轻浮，故能散在上之风热，除气逆之胀满，清利六阳之会首，祛除诸经之领头。与地骨皮同用，能退骨蒸之热；与桑白皮同用，能泻肺经之邪。佐甘菊，并能清心明目；臣四物，更兼调经顺气。表虚者禁用。

## 紫苏　卅二

气温，味辛、甘，气味俱薄。无毒。升也，阳也。惟其性轻浮，故能散上膈及在表之寒邪。是故发表解肌，疗风寒甚捷；开胃下食，治胀满最良。入独活、苍术，兼除脚气；同石膏、白芷，亦治口臭。根下诸气略缓，体稍虚者为宜。驱痰降气，定喘开心，润肺止咳。消五膈，破癥坚。利小大二便，却霍乱呕吐。表虚者禁用。

## 白芷　卅三

气温，味辛，气味俱轻。无毒。升也，阳也。去头面皮肤之风，除周身燥痒之痹。惟其性温而走于肌肉，故能治足阳明头痛。与辛夷、细辛同用，则治鼻病；与蒲公英同用，则能排脓。与内托散同用，则去腐烂而长肌肉；与续命汤同用，则治口眼而去歪斜。外散乳痈背疽，内托肠风痔瘘，诚诸疮疡痘疹必要之药也。又为手太阴引经之剂，意者味辛但入肺耳。当归为使。恶旋覆花。

## 白石膏　卅四

气大寒，味辛、甘。无毒。气味俱薄，沉也，阴也。足阳明经药也，阳明主肌肉。惟其甘也，能缓脾益气，止渴去火；惟其辛也，能解肌出汗，上行止头疼。故风邪伤阳、寒邪伤阴，总解肌表甚捷；任胃热多食、胃热不食，并泻胃火极灵。不时食积痰火殊效，虽有胃脘痛甚立瘥。东垣曰：制火邪，清肺热，仲景有白虎之名；除胃热，夺甘食，易老为大寒之剂。身凉内静，手足俱冷者禁用，恐耗血也。

## 茯苓　卅五

气平，味甘、淡，气味俱薄。无毒。降也，阳中之阴也。主治膈中痰火，驱水肿，除淋结，开胃腑，调脏气，伐肾邪，和中益气，利窍宁心，除湿之圣药也。经曰：赤者向丙丁，白者向壬癸。又曰：赤者能利水，白者能补脾。是知赤者泻小肠之火，而利水矣。不知白者润肺生津，而能分利也。此剂皆主分利，但不如用白为良。大都淡能利窍，甘能助阳。《衍义补遗》以为阴虚未为相宜，以其淡渗也。孰知气重者主气，味重者助血，茯苓虽曰淡渗，然味尚甘美，于阴虚者，亦无妨也。臣升、芪而上行，固能补气；兼当归、枣仁，又养心血；佐参、术而下行，亦能补血；加枸杞、仙茅，又固肾气。四君汤用之以补气，地黄丸用之以补血。痘家灌浆之时禁用，恐水利而浆不能灌也。若见有水白泡，即取升麻汁制用，取其散表以利水也；若见有红紫泡，即取茜草汁制用，取其行血以利水也。

## 陈皮　卅六

气温，味辛、微苦，气薄味厚。无毒。可升可降，阳中之阴也。必须年久者为美。去白性热，能除寒发表；存白性温，能补胃和中。与白术、半夏同用，则渗湿而健胃；与甘草、白术同用，则补脾而益胃。有白术则补脾胃，无白术则泻脾胃；有甘草则补肺，无甘草则泻肺。故补中汤用之以益气，平胃散用之以消谷，二陈汤用之以除痰，干葛汤用之以醒酒。予尝用陈皮一斤，滚水泡去白令极净，乌梅、大草、青盐各四两，浓煎取汁浸透，晒半干，再入白糖六两拌匀，用紫苏叶、薄荷叶上盖，蒸一炷香，每用少许，不拘时常服，治久嗽痰火，长服健胃和中，解酒毒。

## 半夏　卅七

气微寒，味辛、苦，而辛厚于苦，气味俱轻。有小毒。阳中之阴也，降也。入足阳明、太阴、少阳三经之药也。主治湿痰，不能治热痰，医概用之，误矣。盖脾胃之所喜者燥也，所恶者湿也，半夏性燥而去湿，故脾胃得之而健也。火痰黑，老痰胶，须加芩、连、瓜蒌、海粉；寒痰清，湿痰白，要入姜、附、苍术、陈皮。风痰卒中昏迷，加皂荚、天南星；痰核延生肿突，入竹沥、白芥子。凡诸血证妊妇，及少阳伤寒而渴，并诸渴症，皆不可用半夏。惟其性燥，损血耗气，而燥津液也。治饮冷伤肺而嗽，除痰厥头疼而愈。夫曰止呕，为足阳明药也；夫曰消痰，为足太阴药也。小柴胡用之，虽为止呕，亦助柴胡以去恶寒，是又为足少阳药也；小柴胡用之，虽能去寒，亦助黄芩以去湿热，是又为足阳明药也。往来寒热，在表里之中，用此有各半之意，故名半夏。经曰：肾主五液，化为五湿，自入为唾，入肝为泣，入心为汗，入脾为涎，入肺为涕。有痰涎曰嗽，无痰涎曰咳。痰者，因嗽而动脾之湿也。半夏能泄痰之标，不能泄痰之本。本者，肾也。嗽无形，痰有形，无形则润，有形则燥，所以为流湿就①燥也。射干为使，恶皂荚，畏雄黄、生姜、干姜、秦皮、龟板，反乌头、乌喙。大要产于齐地者为良，盖齐在东方，受气木为胜，木生火，火生土。脾主湿主痰，脾淫于湿则困，而失运化之职，诸液浸淫，统血不荣，凡诸津液悬敛，皆凝滞壅遏，随气上升，而成咳唾之痰，日久郁注而成诸病之痰。故半夏性热味辛，所以燥湿也。辛益金，金克木，以救脾土。

## 苍术 卅八

气温，味甘、辛，气薄味厚。无毒。可升可降，阳也。入足阳明、太阴经药也。消痰结窠囊，去胸中窄狭。治身面游风、风眩头痛甚捷，辟山岚瘴气、时气瘟疫尤

① 就：《本草蒙筌·卷之三·草部下·半夏》作“润”。后世医家多认为“流脾湿润肾燥”。

灵。暖胃安胎，宽中进食，驱痰癖气块，止心腹胀痛，与白术同功。但补中除湿，力不及白，若宽中发汗，功过于白。以黄柏、牛膝、石膏下行之药引之，则除下部湿痰；以甘草、陈皮、厚朴之药引之，则除中焦湿证，而平胃中有余之气；以葱白、麻黄、杏仁之类引之，则除肉分至皮表之邪。大都有邪者宜用，无邪者禁忌。庸医不分虚闷及七情气闷，概用白术，误矣。古人载腹中窄狭，须用苍术，医者徒诵言而不察其所以言也。盖苍术乃辛散之剂，必有湿症实邪者，方才可用，岂谓不分虚实而概用之乎？抑且虚闷者用之，则耗其气血，燥其津液，其虚火益动而愈闷矣。制用米泔水，入铜器内浸之，置月下浸去黄油，净晒干，又浸又晒，如此三宿，清水渡过晒干，约有五斤净；用紫桑椹一斗、好醋一壶、盐四两，与苍术拌匀浸，晒令汁干，蒸之，一晒一蒸，如此者三次；又用大草半斤煎汁去渣，入蜜四两，洒润蒸晒凡九次；净苍术一斤，加白茯四两、黄芩三两、当归四两、白术三两、神曲四两、秋石四两，用大甘草五两煎汁，入竹沥、姜汁，打神曲糊为丸，酒水、米饮任下，名五合丸。能健脾胃，消痰涎，助精神，壮筋骨神效。

## 厚朴　卅九

气温，味苦。无毒。气味俱薄，可升可降，阴中阳也。治霍乱转筋，止呕逆吐酸。与枳实、大黄同用，则泄实满；与陈皮、苍术同用，则除湿满。同解利药，兼理头疼；同泄痢药，能厚肠胃。厚朴之味苦也，惟其苦，故能下气去实满而消腹胀；厚朴之气温也，惟其温，故能益气，除湿满而散结滞。何者？盖厚朴属土，而有火气之温，所以能散、能泻胃中之实也。平胃散佐以苍术，正谓泻上焦之湿，平中焦之土，不使太过，而复其平，以至于和而已。非谓温补脾胃言也，后人执之以为补剂，误矣。气实者宜用，气虚者少用，恐生胀满。畏硫黄。

## 枳壳　四十

气寒，味苦、酸。无毒。气厚味薄，沉也，阴也。消心下痞塞之痰，泄腹中滞寒之气；推胃中隔宿之食，消腹中连年之积。同甘草瘦胎，和黄连减痔。宽大肠结气，泻胁下虚胀。然味苦带辛，又能治遍身风疹。与枳实同一物也，但有大小之分。枳实小，则性酷而速；枳壳大，则性宽而缓。大都实症宜用，虚症忌之。如脾胃湿热生痰有食者，入白术四分之一，脾则用实，胃则用壳。仲景治伤寒仓卒之病，承气汤中用枳实，正取其疏通决泄破结实之义耳。愚按：枳壳，气药也，惟泄胸中至高之气，此便是降火妙剂。必产商州者为佳，盖西土庚辛，受气于金，皮黑肉白可见金水，生母隐乎胞之里。不制，通治诸疾。若气虚及年高者，必须醋拌麸炒，醋能敛表，麸能密腠故也。色苍黑，耐寒怯热者，则用以为君，白茯为臣，佐半夏、防风为使，治痰壅上急，再以苏子佐之，治诸衄血妄行最捷。若痰在四肢，成核成癖，并加气药以辅翼之。

## 枳实　四一

气寒，味苦、酸，气厚味薄。无毒。沉也阴也。能消胃中之虚痞，逐心下之停水，化日久之稠痰，削年深之坚积。仲景加承气汤内，取疏通破结之功；丹溪入泻痰药中，有推墙倒壁之能。欲益气，则佐以参、术；欲破气，则佐以硝、黄。此与枳壳有高下缓急之异，壳主高，实主下，高者主气，下者主血。主气者在胸膈，主血者在心腹。故胸中痞，肺气结也，有桔梗枳壳汤之名；心下痞，脾血积也，有白术枳实汤之用。气虚则忌。

## 青皮　四二

气寒，味苦、辛，气味俱厚。无毒。沉也阴也。足厥阴引药也。破滞气，愈低而愈效；削坚积，愈下而愈良。引诸药至厥阴之分，下饮食入太阴之仓。又少阴①经下药也。陈皮治高气，青皮治低气。佐柴胡，能治两胁刺痛，醋炒为佳；君芍药，又伏胆家动火，胆制为良。劫疝疏肝，消食宽胃。惊家诸药，用一二分为妙。

## 香附　四三

气微热，味甘、辛，气重味轻。乃血中气药，诸血气方中所必用者也。快气开郁，逐瘀调经。除皮肤瘙痒外邪，止霍乱吐逆内证。炒黑色，禁崩漏下血；醋调敷，治

---

① 阴：疑为"阳"之误。

乳肿成痈。又能引血药至气分而生血。醋炒理气疼为妙，盐制治肾痛为良。酒炒则热，便煮则凉。同气药则入气分，同血药则入血分，女科之圣药也。大都甘能理气和血，辛能散滞消食，故女科多用之。何者？女人心性偏执，每多郁滞，所谓多血少气者是也。此药能疏气散郁，气疏郁散，则新血生而百体和矣。然此剂性热多燥，必须童便浸炒。乌药为其佐使也。

## 乌药　四四

气温，味辛，气厚味轻，入足阳明少阴经药也。诸冷能除，凡气堪顺。止翻胃，缩小便。辟疫瘴时行，解蛊毒卒中。佐香附，能治妇人诸般气症；君平胃，能消男妇诸般食积。用于风药能疏风，用于胀满能降气，用于气阻能发阻，用于腹痛能止痛。又主肾间冷气攻冲，此又为足少阴药也。然此剂无滋益，人不可多服，但取其辛散凝滞而已。煎汁同豆腐煮硫黄，治手足风疾。

## 山楂　四五

气平，味酸、涩，带甘、辛。无毒。利痰消食，下积气，散滞血。疗癞疝，止腹疼。专治肉积，能开脾健胃。又能治妇人儿枕疼痛，浓煎汁入砂糖少许立效。理脾用之，膨胀立消。予尝用平胃散同山楂煎汁浸晒乌药，治诸般气痛、腹痛。痘家用之，行气化痰，起胀解毒。又能破人参之滞气，痘家不得已用参，多以此监之。

## 神曲　四六

气平，味甘温。无毒。助天五[①]真气，走阳明胃经。下气调中，止泻开胃。消宿食，健脾胃，进饮食，下滞气，破癥结，逐积痰。疗妇人胎动不安，治小儿胸腹坚满。不制，性温入胃中，能消宿食；微炒，性凉入大肠，能除深积。作糊丸痰药，治诸痰气如神；作糊丸嗽药，理诸咳嗽最妙。何也？盖痰与嗽，俱因气动上逆而致也，今用此剂为佐使，则气顺而脾胃之津液为之四布矣，气顺而不上逆逼肺，何嗽之有？脾胃之津液四布而荣筋脉，何痰之有？

## 大麦蘖　四七

气温，味甘、咸。此剂代戊已土，以腐热水谷之要领也。气虚者，取粉服之，大补元气。盖五谷禀天地生发之气以养人也，麦而曰蘖，尤含生发之机于未尽露者也，故取粉服之。所以借五谷生发之气，以助育吾人之元气耳。此剂能行上焦之滞血，除腹中之雷鸣。惟其甘也，能补脾胃之虚弱；惟其咸也，能软产后腹中之膨胀。

## 缩砂仁　四八

气温，味辛。无毒。佐黄芩，为安胎之妙剂也。治一

① 天五：古代以十数合五方、五行、阴阳、天地之象。天五居中央，生土，与脏腑配属则指脾胃。

切霍乱吐泻，心腹绞痛，正以温辛能止疼行气故耳。又于止痢药中用之，亦取此意。以益智、人参为使则入脾，以白檀、豆蔻为使则入肺，以黄柏、茯苓为使则入膀胱肾，以赤、白石脂为使则入大小肠。虽然其性温辛，用之者以热攻热，乃所以为顺治也。经曰热因热用，此之谓也。东垣谓化酒食之剂，何哉？盖惟温辛行气，则气行而酒食亦为之运化矣。





## 益智　四九

气热，味大辛。主君相二火，手足太阴经、足少阴经。本是脾经药也，故治脾胃中受寒邪，和中益气，又治多唾。当于补药中兼用之，不可多服。在集香丸则入肺，在四君子汤则入脾，在凤髓丹则入肾，盖脾肺肾互有子母相关之义也。惟其温也，能治虚漏遗精遗沥。益气安神，三焦。夜多小便者，取二十四枚碎之，入盐煎汤服，有神效。兼以女贞实、川萆薢更妙，乃补不足之剂也。惟其辛也，能调诸气，能散诸郁，能止诸疼。君乌药、木香甚捷，又为辛散之剂也。

## 藿香　五十

气温，味辛、甘。无毒。气厚味薄，可升可降之剂也。专治脾肺二经。入乌药顺气散中，成功在肺；加黄芪四君子汤，取效在脾。故能开脾胃，进饮食，止霍乱，定呕逆，乃伤寒方之要领，为正气散之圣药也。其曰禁口臭难闻者，得非气味之芬香故耳？其曰清风消肿者，得非气味之温辛故耳？

## 吴茱萸　五一

气热，味苦、辛，气味俱厚。可升可降，阳也。主咽喉寒气呃塞而不通，胸中冷气闭塞而不利，脾胃停冷腹痛而不住，心气刺痛苦闷而不仁。开腠理，消疝气，止呕逆，除霍乱。又能顺折肝木之性，治吞吐酸水如神。厥阴头疼，引经必用。更杀寸白三虫，煎服即出。枝疗二便关格，衔口立通，必向东南方取之方验。大哉茱萸，乃驱阴之捷方，回阳之妙药也。

## 茴香　五二

气温，味甘、辛。无毒。治一切臭气，调中止呕，下食温剂，为诸瘘、霍乱之捷方，补命门不足之要药也。男子疝气，妇人带白者，用之俱验。大都甘能补正，辛能散邪，有补以为之先，有散以为之后，此疝气、带白之症，所以去也。

## 三棱　五三

气平，味苦、辛。阴中之阳。破积气，消胀满，通月水，下瘀血。治老癖癥瘕结块，妇人血脉不调，心腹刺痛。白者属气，故其色白者，破血中之气。醋煮为良。畏牙硝。孕妇勿用。

## 莪术　五四

气温，味苦、辛。无毒。主心膈腹痛，饮食不消。除霍乱冷气，止呕吐酸水。又破痃癖，及妇人血气、男子奔豚。黑者属血，故其色黑者，破气中之血。大都苦能泄实，辛能散积。此棱、术二剂，气味皆苦、辛，用之者，中病即已，不可过服，以损真元。若用于破气药中，必须用补气药为主；用于破血药中，必须用补血药为主；用于消食药中，必须用补脾药为主。此其大法也。

## 肉蔻　五五

气热，味大辛，属金与土，入手足太阴经药也。惟其气温，故能温中补脾。又言下气者，盖以脾得补而善运化，其气自下，非若香附、陈皮之快泄也。惟其味辛，故能散肺中滞气，除膈上吐逆，消谷食，开腹胀。合气与味，又能止泄。大都温能补脾，辛能散滞。脾得温以补之，则运化之令司，而漏下之患除；肺得辛以散之，则清化之源司，而淡渗之令强。何泄之有？

## 白蔻　五六

气热，味辛，轻清而升，气味俱薄。无毒。阳也。其用有五：肺经本药，一也；散胸中滞气，二也；除感寒腹痛，三也；温暖脾胃，四也；赤眼暴发，白睛红，用少许即愈，五也。

## 草蔻　五七

气热，味辛。浮也，阳也。无毒。入足太阴、阳明经药也。惟其气热，故能治风寒客邪，一切冷气，及呕吐诸症；惟其味辛，故能散滞气，除胃脘之刺痛，及两胁之气逆。大都热则能行，辛则能散。故经曰：寒者热之，滞者散之。此之谓也。

## 酸枣仁　五八

气平，味甘、酸。无毒。能安和五脏，大补心脾。故血不归脾，而睡卧不宁者，多用之。盖血不归脾，则五脏不安和，而睡卧自不宁矣。今既大补心脾，则血归脾，而五脏和，睡卧岂有不宁者哉？然心家有实热者，生研为良；心家若虚寒者，炒研才妙。

## 黄柏　五九

气寒，味苦，气味俱厚。无毒。沉也，阴也。盐水炒之，走少阴而泻肾火也，后人以为补肾者，误矣。盖肾家火旺，及两尺脉盛，而为身热、目疼、喉痹诸疾者，用之泻火，则肾亦坚固，而无狂荡之患也，岂诚有补益之功哉。故肾家无火，及两尺脉微弱者，皆不宜用。若佐四物汤入鹿角胶用之，一则以生水，一则以泻火，是补其不足，而去其有余，此天一生水之妙剂也，乳制为佳。佐黄芪、入牛膝，使足膝气力涌出，痿蹶即瘥；同苍术、独活，又能除腰膝以下至足分之风湿肿痛痈疽也；佐泽泻、茯苓，又能利小便之赤滞。解毒汤用之，取其引热毒下从膀胱经出也。与破故纸同用，治血崩大有奇功；与生蜂蜜同用，敷口疮极有神效。又治上焦实热，多制为良，取其缓也；中焦实热，单制为良，取其缓在中也；下焦实热，不制为良，取其速下也。或佐以三焦之药，亦无不可。

## 黄连　六十

气寒味苦，气薄味厚。无毒。沉也，阴也。手少阴药也。以姜汁炒用，则止呕吐，清心胃，且治一切时气。又解诸般热毒秽毒，及肿毒疮疡、目疾之暴发者。盖黄连得姜汁制，则和其寒而性轻折，且少变其性，以引至热处，而使之驯化，正经所谓热因寒用是也。与木香同用，为腹痛下痢要药；与吴茱萸同用，乃吞吐酸水神方。同枳壳，治血痔；同当归，治眼疾。佐桂蜜，使心肾交于顷刻；入姜辛，疗心肺妙于须臾。欲上清头目口疮之类，酒炒为佳；欲泻肝胆之火，猪胆蒸之为妙，取其入[1]部而泻之也；欲解痘疮之毒，桔梗、麻黄汁炒之，取其达表而解之也。实火同朴硝，虚火用酽醋，痰火用姜汁，伏火用盐汤。米食积泻者，壁土炒之；赤眼暴发者，人乳浸之。东垣以为厚肠胃者，何也？盖肠胃为湿热所挠，而为痢为痛，得此苦寒之剂，则湿热去而痛止，则肠胃自厚矣。又曰：与木香同用，治心下痞满并伏梁[2]心积宜矣。若停食受寒，及

① 入：此后疑脱“下”字。

② 伏梁：古病名，指心积症。

伤寒下早所使者，则不可用。又曰：除肠中混杂之红宜矣。如阴虚下血及损脾而血不归脾者，概用之乎？又曰：治五劳七情，定惊悸，止心腹痛。皆未分寒热而混言之，用者宜斟酌可也。

胡黄连疗劳热骨蒸，治伤寒咳嗽，温疟多热即解，久痢成疳竟除。补肝胆，劫目疼尤灵；理腰肾，敛阴汗最捷。大都苦先入心，入心则热泻。此剂虽云泻心，实泻脾土，盖子能令母实，实则泻其子也。中病即已，不可久服，久则反从火化，愈觉发热。故曰芩、连、栀子久服发热，此之谓也。反花猪肉。

## 黄芩　六一

气寒，味苦、平，气厚味薄。无毒。可升可降，阴也。主治诸经实热。中枯而飘者，泻肺火，清痰利气；细实而坚者，泻大肠火，养阴退阳。又枯者除痰湿，去热于肌表；坚者滋化源，退热于膀胱。见柴胡则寒，为少阳之妙剂；君白术则和，乃安胎之圣药。若以猪胆炒之，又能泻肝胆之火也；如以麦冬汁浸之，又能润肺家之燥也。酒炒则清头目，盐制则利肾邪。大都治热宜寒，泄实宜苦。黄芩气味寒苦，必真有黄芩症，而后可用。若妄投之，则向为几席，今为砧碛[1]矣！

---

① 向为几席今为砧碛（zhēnzhì 贞至）：过去是几和席，如今变成杀人的工具。意指用之不当，治病良药则变成杀人之剂。砧碛，亦作“砧锧”，古代斩首或腰斩用的垫板。

## 连翘　六二

气寒，味苦、辛。无毒。气味俱薄，升也，阳之阳也。主治心热，破瘿瘤。经曰：诸肿疮疡，皆属心火。惟翘性凉而轻辛，故能散诸经之客热，而消诸经之痈肿也。君节草，同麻油，臣蜂蜜，能治发背诸毒；主麻黄，同山甲，入牛子，善快痘疮未发。同黄连，则入心解热；同黄芩，则入肺泻火；从栀子，则引热内降。从麻黄，则引热外散。又曰为外科圣药者，得非以苦泄热、以辛散火之谓乎？

## 栀子　六三

气寒，味苦。无毒。气薄味厚，气浮味降。沉也，阴之阳也。主心烦懊侬不得眠，心神颠倒欲绝。利五淋，通小便。除胸中之热甚，止胃脘之热痛。留皮去热于肌表，去皮劫热于心胸。酒炒上行，盐浸下降。入手太阴一脏，因轻浮象肺，因赤色象火，故治至高之气，而泻肺中之火也。《本经》不能作吐，仲景用为吐药者，为邪气在上，拒而不能纳食，令其上吐，邪始得出。经曰在高者因而越之，此之谓也。亦不能利小便，易老用为利小便者，实非利小便，乃清肺也，肺气清而化，则小便从此气化而出。经曰膀胱为津液之府，气化则能出者，此之谓也。《本经》又谓治大小肠热及胃中热者，此因辛与庚合，又与丙合，又能泄戊，其先于中州故焉。加生姜、陈皮，治呕哕不止；加厚朴、枳实，除腹满而烦；加茵陈，治湿热发黄；

加甘草，治心气虚满。倘除烦躁于心内，须加香豉而建功。盖烦者，气也；躁者，血也。气主肺，血主肾，故用栀子治肺烦，用香豉治肾躁也。若加生姜汁，尤治心腹久疼。上焦客热善驱，五肿黄病竟解。去目赤作障，止霍乱转筋。赤白癞疮、酒胞齄[1]鼻、五内邪气悉能除之。又能解热郁，行结气，其性屈曲下行，驱诸火邪从小便中出，解毒汤用此，取其引诸药从膀胱中出也。研末吸鼻，能止衄血；炒黑入药，能止吐血。

## 大黄　六四

气寒，味苦，气味俱厚。无毒。沉也，阴中阴也。属水与火，入手足阳明经，酒浸入太阳，酒洗入阳明。通闭结灵丹，驱邪实仙方。与桃仁同用，则导瘀血；与枳壳同用，则除积气。入痰火药，更能滚痰；入消食药，即能推陈。生用则通肠胃壅结热，熟用则治诸毒疮疡久不收口。盖以诸毒疮疡皆属心火，大黄熟用，则能泻心火，且宣气消肿，而除结热之在上者。其性沉而不浮，其用走而不守，有推陈致新之功，有斩关夺将之能，故名之曰将军。仲景用之以心气不足而吐衄者，名泻心汤，正是因肾经不足，而本经之阳，亢甚无辅，以至血妄行飞越，故用大黄泄去亢甚之火，使之和平，则血归经而自安矣。夫心之阴气不足，非一日矣，肺与肝俱各受火邪而病作，故芩救肺，连救肝，肺者阴之主，肝者心之母，血之舍也，肝肺

① 齄（zhā 渣）：鼻子上的红疱。

之火既退，宜其阴血自复矣。《衍义》不明说，而曰邪热因不足而客之，何以明仲景之意、开后人之盲也？大都寒能冷肠胃，苦能泄实热，必须肠胃有实邪者，方可用之。

## 玄明粉　六五

气微寒，味辛、咸。无毒。沉也，阴也。承气汤用之，去胃中之实邪，而荡肠中之宿垢；通圣散用之，除胸膈之稠痰，而润下部之结燥。痘家实热便秘者，用之于当归解毒汤中，甚为得法，取其不损真阴也。妇人胞衣不下，即用童便调二三钱，热服立下。大都寒能泄实，咸能软坚，辛能散滞，此三者，玄明粉之功也。予用之以代芒硝，虽老弱之人，亦可服之。

## 滑石　六六

气寒，味甘。无毒。降也。属金，而有土与水。君甘草，则为益元散，取其甘能助阳也；佐麦冬，则为润燥汤，取其寒能驱热也。分水道，行积滞，化食毒，逐瘀血，降妄火之要药也。与木通同用，则利小便；与大黄同用，则利大便。

## 车前子　六七

气寒，味甘、咸，无毒。惟其寒也，故能除湿去烦热；惟其咸也，故能利水通肾气；惟其甘也，故能利水道而不走精气。

## 葶苈子　六八

气大寒，味苦、辛。沉也，阴中阴也。无毒。有甘、苦二种。苦者行水迅速，甘者行水迟缓。要在看病症之轻重而用之也。逐膀胱伏留热气殊功，消面目浮肿水气立效。肺痈喘不得卧，服之即愈；痰饮咳不能休，用之立痊。主癥瘕聚结气，理风热瘙痒痱疮。仲景治伤寒胸内停水作胀者，十枣汤内用之是也。

## 地肤子　六九

气寒，味苦。无毒。专利水道，去热膀胱。浴身却皮肤瘙痒热疹，洗眼除热暗雀盲涩疼。叶捣绞汁服之，又解诸恶疮毒。泄泻分渗，血痢无驱。四肢浮肿堪消，头面湿肿可除。其曰益精强阴，明目聪耳，误矣。盖此剂寒苦，但主走泄而不能守。既曰走而不守，则精其亏矣，又何益乎？阴其损矣，又何强乎？阴损精亏，则阴精不得以上荣，而阳火反得以上亢矣。耳目聋昏则有之，耳目聪明诚无也。

## 瞿麦　七十

气寒，味苦、辛。降也，阳中微阴也。无毒。利小便可用为君，快痈肿堪为佐使。去目翳逐胎，下闭血出刺。萹蓄功用与瞿麦同。孕妇所忌。

## 木通　七一

气寒，味甘、淡。无毒。阳中阴也。气惟寒，故能泻小肠之火。味惟甘、淡，故能利小便之窍。去皮用之。

## 通草　七二

气平，味甘、淡。无毒。阳也。泻小肠火郁不散，利膀胱水闭不行。消痈疽作肿，疗脾疸嗜眠。解烦哕，开耳聋，出音声，通鼻塞，行经出乳，催产堕胎。孕妇所忌。

## 泽泻　七三

气寒，味甘、咸。无毒。气味俱厚，降也，阳中阴也。主分利小水之捷药也。又能除湿，通淋止渴。又治水肿，止泻痢，佐以猪苓。真有此症者用之，否则令人目病，盖以眼中真水下通于肾，若过于分利，则肾水涸而火生矣，故下虚之人，宜禁服之。仲景八味丸用之，亦不过接引诸药归于肾经耳。其曰止阴汗、生新水、止泄精、补阴不足者，皆非也。又淋渴水肿，因肾虚所致者，皆不可用。

## 猪苓　七四

气微温，味甘、淡。无毒。气味俱薄，降也，阳中阴也。一于淡渗利水而已。其曰止遗精者，盖以脾家有湿热流入膀胱，因而用制于渗湿药中，遂能中病，岂可为止遗精之常法哉。其曰消渴利水除肿，固矣，然亦不可用为主剂，宜少用之，以佐泽泻也。又渴与肿，若肾虚所致者，皆不可用。反乌头、乌喙。

## 知母　七五

气寒，味苦。气味俱厚，阳中阴也。主滋阴降火，或肾虚火动，而消渴、烦渴者，皆当用之。补肾水，泻无根火邪；消浮肿，为利水佐使。初痢脐下痛者能却，久疟烦热甚者堪除。又治骨蒸劳热，及虚火干肺而咳嗽者，或肺中停痰而咳嗽者。此足少阴本药，而又入足阳明、手太阴也。若肾气虚脱，无火症而尺脉微弱者，不宜用之。引下盐炒，引上酒浸。忌铁。

## 贝母　七六

气寒，味苦、辛。辛能散郁，苦能降火，故凡心中不和而生诸疾者，皆当用之。治喉痹，消痈肿，止咳嗽，疗金疮，消痰润肺之要药也。人多用之代半夏，误矣。盖贝母本手太阴之剂，而半夏乃足太阴、阳明之药也。但烦渴热极、诸失血及痰中带血、阴虚火动而咳嗽者，禁用半夏，为其燥也，此皆以贝母为佐使者宜矣。若脾胃之津液不能运行，因而成痰者，非半夏何以燥之？

## 天花粉　七七

气寒，味甘、润。无毒。沉也，阴也。甘能补肺，润能降气导痰，治嗽之要药也。润肺生津液，又能解烦渴除热毒，治疮疖痈疽。仲景小柴胡症作渴者，以此剂易半夏，取其苦能润肺，而去半夏之辛燥耳。瓢和明矾粉，并主痰喘咳哮，姜汁糊丸立应。子入柴胡汤，总能润肺止渴，消痰降火甚捷。瓢须阴干为快意，子必去油免恶心。

## 桔梗 七八

气微温，味辛、苦，气薄味厚。升也，阴中阳也。止喉疼，除鼻塞，利膈气，疗肺痈。同甘草，理喉闭甚捷；入解毒，消痈肿立应。诚诸药之舟楫，肺经之引药也。《补遗》以为开提气血，何哉？盖气血凝滞，则痰涎因之而作，今用之以开提，则气血流行，而痰壅自是疏通矣。故诸疮疡痈疽，及在表实者，皆当用之。且苦能泄毒，辛能散肿，又为诸疮疡痈疽之要药也，经曰苦以泄之、辛以散之是也。反花猪肉。

## 牛蒡子 七九

气寒，味苦、辛。无毒。苦能解毒退热，而利咽喉之痛，并甘、桔为妙；辛能达表润肌，而散疮疡之肿，同解毒尤良。合气与味，又治腰膝凝滞之血。若痘出不快者，即用麻黄、桔梗汁煮之，则痘不时起发矣。

## 玄参 八十

气寒，味苦、咸。无毒。足少阴肾经君药也。强阴益精，补肾明目。疗温疟寒热往来，洒洒[①]时常发颤。逐肠

---

① 洒（xiǎn 显）洒：寒栗貌。

内血瘕坚癥，散颈下痰核痈肿。管领诸气上下，肃清而不浊；统治咽喉肿痛，软利而即消。去结热，消肿毒。除心中懊侬烦渴不得眠，心神颠倒欲绝，血滞小便不利，及肢满狂邪忽不知人，并伤寒汗、吐、下后毒不能散。诚为肃清枢机之剂，即此能治空中氤氲之气，去浮游无根之火。又痰药用之，即能消痰，何也？气理则痰自清也。反藜芦。

## 地骨皮　八一

气寒，味苦。无毒。纯阴。凉血之妙剂也。去皮肤上风邪，除骨节间劳热。君四物汤、鹿角胶，佐以丹皮，治妇人骨蒸最妙；佐解毒汤、生地黄，臣以茜根，治痘家热毒为良。又治足少阴、手少阳有汗而骨蒸者。表寒忌用。

## 侧柏叶　八二

气微寒，味微苦。主吐血、衄血、痢血、崩血、尿血。久服轻身益气，令人能耐寒暑，更治冷风历节疼痛。此补阴之要药也，其性善守。凡采，必须择月建①方上采之，为其得月令之气也。但性多燥，须用蜜水浸之，饭上蒸熟，阴干，服之大益脾土，以滋其肺也。

①　月建：古人将一年十二月与天上十二辰相应，所谓十二辰即是把黄道附近的一周天十二等分，由东向西配以十二支，以北斗星斗柄所指十二辰中的不同位置来确定月份，依序称为建子月、建丑月、建寅月等，此谓“月建”。

## 牡丹皮　八三

气寒，味苦、辛。阴中微阳也。无毒。凉骨蒸灵丹，止吐衄神方。惟其苦也，故除癥坚瘀血留舍于肠胃之中；惟其辛也，故散冷热血气收作于生产之后。月水欠匀者，服之即调；风痫时搐者，用之可定。痈疽用之，消肿住痛；痘家用之，行血排脓。清胃汤中止牙疢①，快斑内散血热，何也？为其养真血而攻坏血，固真气而行结气耳。又治手少阴神不足、足少阴志不足，故仲景八味丸用之。孕妇所忌。

## 桑白皮　八四

气寒，味苦、酸。无毒。可升可降，阳中阴也。酸、苦能补虚，故主伤中五劳羸瘦，补虚益气也；气寒能利水，故主除肺中水气，止唾血，消水肿，利水道也。蜜炙用之，又主理肺气，而止咳嗽。与阿胶同用，又能治血嗽，盖阿胶补血，所忌者在敛肺耳，今得此剂以泻之，则血得补而不患其为敛也。桑白皮乃监制阿胶之妙剂也，用之者，其可少乎。

## 红花　八五

气温，味辛。可升可降，阳也。惟入血分，专治女科。下胎死腹中，为未生圣药；疗口噤血晕，诚已产仙

---

① 疢：久病；病患。

丹。多用破血，少用养血。大都辛温则能和血，故少用养血。若过于辛温，则血又走散，故多用破血。此通经药中宜用之，必须酒煮。东垣以为补血虚者，为其兼血药用之，斯能行血养血，而有补血之功也。苗捣敷游毒殊功，胭脂滴停耳①立效。

## 桃仁　八六

气寒，味苦带甘，气薄味厚。降也，阴也。入手厥阴胞络及足厥阴肝经药也。润大肠血燥难便，去小腹血凝成块。多用逐瘀血而止痛，少用生新血而通经。盖多则苦胜，破滞气也；少则甘夺，生新血也。然惟实症可用，若遇血枯之症，必须以滋血补血之药为主，再以此剂佐之，自是其濡润而无闭结之患矣。孕妇所禁。

## 苏木　八七

气寒，味甘、咸。无毒。可升可降，阴也。诸血家之要药也。与川芎同用，则散头目之血热；与红花同用，则治产后之血瘀；与皂荚刺同用，则逐痈肿之血死；与四物汤同用，则滋骨蒸之血枯。要之热去则血凉，瘀除则血新，死逐则血活，枯滋则血润。

## 紫草　八八

气寒，味苦。无毒。其色紫，故能行血；其味苦，故

① 停耳：又名聤耳。系指耳内红肿疼痛流脓的疾病。

能通窍利水；其气寒，故能治肿毒痈疽。与大力子同用，善快痘疮未发；与淫羊藿同用，能起痘疮已快。攻血泡，佐以红花；消水泡，并以茯苓。同川芎、赤芍入青葙子，能医眼目之赤障；用翘、连、荆、防兼皂荚刺，善消痈疽之红肿。大都血家药也，无问麻痘症，无论痈疽病，无问男女杂症，但见血紫、血热，及热毒深者，俱宜用之。但泻痢则忌，糯米监制无妨。

## 茜草　八九

气寒，味苦。无毒。阴中微阳也。疗中多蛊毒，治跌扑损伤。吐下血如烂肝，凝积血成瘀块，虚热崩漏不止，劳伤吐衄时来，室女经滞不行，妇人产后血晕，治之皆愈。大都皆血家药也，故血滞者能行之，血死者能活之。痘家红紫干枯者，用之于活血药中甚妙；外症疮疖痈肿者，用之于排脓药中立效。其曰除乳结为痈者何？盖乳者，血之所为也，用此剂以行之，则血行而痈自散矣。

## 杜仲　九十

气平温，味辛，甘，气味俱薄。降也，阴也。无毒。补中强志，益肾添精。腰痛不能屈者，同芡实、枣肉丸之神方；足疼不能践者，入黄芪、苍术煎之灵丹。除阴囊湿痒，止失精梦遗，故大造丸、补阴丸皆用之也。

## 牛膝　九一

气平，味苦、酸。无毒。调补一身虚羸，能助十二经脉。主手足寒湿痿痹、大筋拘挛，理膀胱气化迟难、小便短少。补中续绝，益阴壮阳。填髓除腰膝酸疼，活血滋须发乌黑。竹木刺入肉，嚼烂厚罨[1]；老疟久弗痊，单煎连服。卒中不识恶毒，捣生根敷上即瘥；尿管涩痛几危，煮浓酒饮下立愈。治妇人血癥血瘕、月水行迟，疗产妇血晕血虚、儿枕痛甚。同麝香堕胎甚捷。引诸药下走如奔，故凡病在腰腿跗踝之间，必兼用之而勿缺也。故凡咽喉肿闭、痰涎封结者，用明矾少许同牛膝捣烂取汁，令病者仰卧滴入鼻中，男左女右，须臾痰涎涌出，效莫如之。孕妇深忌。若欲取胎，用雄土牛膝一两、真麝香一钱捣匀，溶蜡搓成长条插入阴户，即能坠胎。





## 败龟板　九二

气平，味咸、甘。无毒。阴之阴也。此剂禀北方阴气而生，为阴中至阴之物，大能补阴，而治阴血不足，是以下焦滋补丸药多用为君。虽曰补阴，又能补心。其阴虚发热、骨蒸骨痿，皆当用之。东垣以为强阴治崩，《补遗》以为去瘀血，何哉？盖由阴强而气血调和，则瘀血自去也，总是一意。又能理小儿囟门不合，又治女子湿痒阴疮。

## 山茱萸　九三

气平，微温，味酸、涩。无毒。入足厥阴、少阴经药

① 罨（yǎn 演）：覆盖，掩盖。

也。温胆补肾而兴阳道，固精暖腰而助水脏。通九窍，匀经候。仲景六味丸以此剂为君主者，盖为滑则气脱，涩则所以收之，故以此剂之涩以收其滑。其曰止小便者，亦为其补肾添精，味酸能收也。

## 五味子　九四

气温，味酸。无毒。气薄味厚，降也，阴也。肺肾二经药也。主滋肾水，收肺气。除烦止渴生津，补虚益气强阴。霍乱泻利可止，水肿腹胀能消。冬月咳嗽肺寒，加干姜、肉桂治效；夏季神力困乏，同参、芪、麦蘖服良。其曰能强筋者，以其酸入筋也。又曰能消酒毒者，何哉？盖酒毒伤肺而肺热，得此收敛，则肺气敛而热邪什[①]矣。又曰下气者，何哉？盖肺苦气上，惟肺气既敛，则气自下行矣。然多食反生虚热，为收敛之骤也，即此宜少用之。且酸能吊痰，引其盛也。肺邪盛者，莫如用黄五味子，取其辛、甘稍重，而能散也。

## 枸杞子　九五

气微寒，味甘、苦。无毒。补肾明耳目，安神耐寒暑。延寿添精，固髓健骨。滋阴不致阴衰，兴阳常使阳举。并麦冬，同生地，入葙子，治肾虚目疾如神；佐杜仲，同芡实，加牛膝，疗房劳腰疼甚捷。

---

① 什：用同“拾”。

## 甘菊　九六

气寒，味甘。无毒。补阴气之要药也。主明目聪耳，除胸中烦热，又治头眩头痛。此数症者，皆由水不足，而风火上盛，得补阴之剂，则水盛而火自息矣。抑且肾窍通耳目，肾气胜则窍通精明，清气升则头目爽快，此烦热除而眩痛止也。又变老人皓首成黑，同地黄酿酒；解醉汉昏迷易醒，共葛煎汤。利一身气血，逐四肢游风。然春夏取叶，夏季取枝，秋取花，冬取根，四时频服，大有奇功。但黄菊不如白菊佳，白属水，黄属土也。野菊不可入药，用之令人目昏。

## 山药　九七

气温，味甘、平。无毒。手足太阴经药也。治诸虚百损，疗五劳七伤。益气力，润泽皮肤。长肌肉，兼强筋骨。除寒热邪气，却头面游风、风眩。开心窍聪明，涩精管泄滑。理脾伤止咳，参苓白术散频加；逐腰痛强阴，六味地黄丸常用。其曰补虚羸者，以其甘助元阳，温养肌肉也。其曰消硬满者，何哉？盖气虚邪实，此硬满之所由结也，今补中益气则正气胜而邪自去，硬满安能久存乎？二门冬为使。恶甘遂。

## 茯神　九八

气温，味甘。无毒。阳也。专理心经，善补心血。止恍惚惊悸，治恚怒健忘。开心益智，安魂定魄。养精神，美颜色，疗风眩。乳制为良。

## 远志　九九

气温，味苦。无毒。主和颜悦色，轻身耐老。利九窍而补中伤，除咳逆而驱惊悸，益智慧而善不忘。小儿惊痫客忤，非此莫治；妇人血噤失音，非此莫疗。大都温则能补，故能益精气，壮阳神，强志倍力；苦则能泄，故能辟邪气，去邪梦，安心定神。畏珍珠、藜芦。

## 石菖蒲　一百

气温，味辛、苦。无毒。主消目翳，去头风，开心志，益智慧，清音声，通灵窍。腹痛或走者立效，胎动欲产者即安。鬼击[①]懵死难醒，急灌生汁；温疟积热不解，即浴浓汤。大都温则驱手足湿痹，可使屈伸；辛则贴发背痈疽，能消肿毒；苦则除心热烦闷，能下气杀虫。

## 汉防已　百一

气寒，味苦。阴之阴也。疗腰以下至足湿热肿盛、足气[②]，通行十二经。又曰去下焦湿肿痛并膀胱火邪必用防已、龙胆草、黄柏、知母，固矣。若遇饮食劳倦，元气已亏，阴虚内热，而以防已泄大便，则重亡其血，此不可用一也；如大渴引饮，此热在上焦肺经气分，宜渗泄之，若

---

① 鬼击：古病名，一名鬼排。指突然胸腹绞痛或出血的疾患。
② 足气：脚气。

防己乃下焦血药，如之何用之，此不可用二也；如外伤风寒，邪传肺经，气分湿热，而小便黄赤，乃至不通，此不可用三也；如人久病，津液不行，上焦虚渴，用此苦寒之剂则速危，此不可用四也。观此，凡上焦有湿热者，皆不可用，必下焦真有湿热流入十二经，以致二阴不通者，可审用之。

## 龙胆草　百二

气寒，味苦。无毒。气味俱厚，沉也，阴也。其用有四：除下部风湿，一也；除下焦湿热，二也；除脐以下至足肿痛，三也；除寒湿足气，四也。又曰益肝胆气，凡眼肿睛胀，瘀肉高起，痛不可忍者，以柴胡为君，胆草为使，此又眼病必用之药也。小儿惊病，亦多用之。

## 槟榔　百三

气温，味苦、辛。无毒。降也，阴也。坠诸药下行，故治里急后重如神，取其坠也，必兼木香用之。《补遗》谓破滞气，泄胸中至高之气，由其性沉重，坠气下行，则怫郁之气散，至高之气下矣。又曰能杀寸白虫者，非能杀虫也，以其性下坠，故能逐虫下行也。

## 草果　百四

气温，味辛。升也，阳也。辟山岚瘴气，止霍乱恶心。辛则散宿食，立除膨胀；温则去邪气，且却冷疼。同缩砂能温中焦，佐常山能截疫疟。大都中病即已，不可多服，盖此剂大耗元气，而老弱虚羸之人，尤宜戒之。

## 常山　百五

气寒，味苦、辛。性暴悍，善驱逐，能损真气。痰人稍近虚怯者，不可轻用。疟症药中，少用则截。鬼蛊能消，水肿其逐。必须醋炒，方可免吐。忌葱。

## 乌梅　百六

气平，味酸。无毒。收敛肺气，扫除烦热，安心调中，治痢截疟，生津止渴，消痰益精。如恶疮肉出，烧灰敷上，恶肉立尽。仲景治吐蛔下痢，用乌梅丸极验。同建茶、干姜为丸，治休息痢疾甚效。

## 青黛　百七

气寒，味苦、甘。无毒。驱时疫头痛，敛伤寒赤斑。能收五脏之郁火，能消膈上之热痰。泻肝火，止惊痫，消食积。杀诸恶虫，尽化为水。又治小儿疳痢羸瘦，毛焦烦热。歌曰：烦热毛焦口鼻干，皮肤枯槁四肢摊①。腹中时时更下痢，青白赤黄一般般。眼涩面黄鼻孔赤，谷道开张不欲看。忽然泻下成疳积，又且浓滢②一团团。唇焦呕吐不乳哺，壮热憎寒卧不安。此方便是青黛散，取效犹如服

---

① 摊：用同“瘫”。弛缓；软弱无力。

② 滢（yíng 营）：水泉貌。

圣丹。

## 南星　百八

气温，味苦、辛。有毒。气薄味厚，可升可降，阴中阳也。坠诸风不省之痰毒，主破伤如尸之身强。削坚积，消痈肿，利胸膈，散血坠胎，乃肺经之本药也。欲下行，以黄柏引之；欲上行，以桔梗载之。抱龙丸用之以镇惊，豁痰丸用之以开迷。大都姜制亦可，不若胆浸为上。孕妇禁用。

## 僵蚕　百九

气平，味酸、辛、平。无毒。气味俱薄，升也，阴之阳也。去皮肤风动如虫行，主面点生如漆点。又能助肺气，保清化生水之源；治相火，散浊逆结滞之痰。口噤失音者必用，肿突几危者急付。主小儿惊痫夜啼，治妇人崩中赤白。除风湿有功，拔疔毒极效。痘家用之于解毒药中，喉痹用之于甘桔汤里。

## 全蝎　百十

气温，味甘、辛。有毒。主小儿风痫手足抽掣，驱大人中风口眼㖞斜。却风痰耳聋，解风毒瘾疹。痘家初发，密如蚕种者，急用苦参为主，同防风、荆芥、僵蚕、青黛、麻黄、天麻、连翘、蝉蜕，一服即散。

## 天麻　百十一

气平，味苦、辛。无毒。治小儿风痫惊悸，疗大人风热头眩。驱湿痹拘挛，主瘫痪蹇滞。通血脉开窍，利腰膝强筋。痘毒可解，痈疽堪愈，何者？盖痘毒痈疽，俱自脏腑而达之表也，此剂有自内而达外之理。苦以制热，固矣。然热从何处出也？又有辛以散毛窍，使风热之毒悉从毛窍中出也。

## 蟾酥　百十二

气热，味辛。有毒。破癥结，散痈毒，治恶疮。疏九窍，发臭汗，驱诸毒俱从毛窍中出也。故痘家用蟾酥五分，大辰砂二钱，梅花、桃花各一钱半，苦参五钱，研细末，浓煎麻黄汤为饼。发热时及放标时，葛根汤磨化一钱服之，遍身臭汗即出，自然热退身凉，痘自转危为险，易险为顺。好痘出不快者，用大力子、桔梗入干葛汤煎磨服之，则为透痘丹。如痘出稠密，及血不归根者，用白芍入干葛汤煎磨，则为敛痘丹。如痘色紫黑血不活者，用紫背天葵入干葛汤煎磨，则为活血丹。

## 辰砂　百十三

气寒，味甘。无毒。其色赤，赤象心，心主血，故能镇养心神，通调血脉。杀鬼祟精魅，扫疥瘘疮疡。止渴除烦，安魂定魄。和大枫子研末则杀疮虫，佐条黄芩为丸则绝胎孕。

## 蝉蜕　百十四

气寒，味甘、咸。无毒。主治小儿惊痫夜啼，大人眼目赤肿。同荆芥能除风热，入僵蚕又却风痰。用于发散药中，能清肌表之热；用于解毒药中，能除脏腑之火。痈疽外肿者，同麻黄以散之；痘疮未实者，同麻黄以疏之。

## 苦参　百十五

气寒，味苦。无毒。沉也，阴之阴也。主治痈肿，杀疥虫，消热毒。破癥瘕，散结滞。养肝气，安五脏，定诸志。同菊花明目，止泪益精；同麦冬解渴，生津利窍。赤癞眉脱者，君诸药驱风甚捷；黄疸遗溺者，主利药逐水立效。同槐花除肠风下血，及热痢刮痛难当；同茵陈疗湿病狂言，致心燥结胸垂死。少入麻黄，能扫遍身痒疹；佐以山栀，能止卒暴心疼。使玄参，反藜芦，恶贝母、菟丝。

## 前胡　百十六

气平寒，味苦。无毒。主心腹结气，治伤寒寒热。消风止头疼，保婴利疳气。使半夏，去胸膈痰实；君枳实，除胸膈痞满。痘家解毒用之，取其气寒，以平胸中无形之热毒，取其味苦，以泄胸中有形之痰实。盖热平则毒消，实泄则痰清，此分气味而言之也。总则痰固火生，火动痰行，此又不可不知。畏藜芦，恶皂荚。

## 沙参　百十七

气微寒，味苦、甘。无毒。主安五脏，止疝气，去惊烦。排脓消肿，其功甚捷；益肺补肝，其效若神。童便制，治痰之邪热无比；玄参佐之，散浮风瘙痒何难。易老用之以代人参，良有以也。但甘则补五脏之阳，苦则补五脏之阴。反藜芦，恶防己。





## 何首乌　百十八

气微温，味苦、涩。疗头面风，消诸痈肿，长筋骨而悦颜色，益气力而止心疼。久服添精，令人有子。与血药同用，能黑须发；与利药同用，能收痘疮。佐白芷，又止痘疮作痒；君寄生，又驱风疾作痛。大都多年肥大者为美。忌萝卜。

## 皂荚刺　百十九

气温，味辛。有小毒。主治诸般肿毒恶疮，能引诸品直至溃处，外科之圣药也。凡痈疽未破者，能引之以开窍；已破者，能引之以排脓。又诸恶疮癣、痘毒及属风中之必用也。盖皂荚气味辛畅而有小毒，故能引至毒处而疏散之，且能通气导痰，又敷肿即除。搐鼻即嚏，皆疏散之力也。孕妇所禁。

## 穿山甲　百廿

气微寒。主五邪惊啼悲伤，消痈疽肿毒疮癞。同木通、夏枯草捣末酒调，治乳奶肿痛；佐猬皮、条黄芩研细汤送，止痔瘘来血。以柴胡为君，又能却暑结之疟邪；以大力子为君，又能透痈疽之头点。何者？盖此物遇土穿土，遇水穿水，遇山穿山，故入药用之，取其穿经络于荣分之意也。如诸毒发不出，及无头点者，用山甲炙同皂荚刺、连翘、节草、白芷、大力子、桔梗、苦参等分煎服，须臾汗出，未成者即消，已成者即透。

## 竹沥　百廿一

气寒，味苦、辛、平。痰家之要药也。必用姜汁佐之，方行经络。故痰在四肢者，非竹沥不能开；痰在皮里膜外者，非加姜汁不能除。痰在胸间者，当用竹沥。风痰亦用。能治热痰，又能养血清热，有痰厥不省人事几死者，得竹沥灌之立醒。

## 山豆根　百廿二

气寒，味苦。佐连翘，能消热毒；臣甘桔，又治咽喉。

## 大腹皮　百廿三

气微温，味辛。无毒。疏脾胃有余之气，定霍乱吐泻之疾。胀满者用之。气虚则忌。

## 薏苡仁　百廿四

气微寒，味甘、平。无毒。主筋急拘挛风湿痹，除筋骨邪气不仁、肺痈脓血、干湿肺气。丹溪曰：寒则筋急，热则筋缩。急因于坚强，缩因于短促。是热与寒未尝不挟湿而成，然外湿非内湿有以启之，亦不能成。至湿之病，或因酒面为多，而鱼肉继成之。若烧炙香辛坚硬之物，皆致湿之因也。孕妇所禁。

## 芡实米　百廿五

气温，味甘美。属土而有水。经曰补中补胃，又曰益精治浊。同杜仲，理腰膝疼痛；并甘菊，令耳目聪明。更益精气，又主脾湿。久服不厌，可作仙食。

## 秦艽　百廿六

气微温，味苦、辛。无毒。可升可降，阴中微阳。手阳明经药也。治口眼歪斜不正，主口噤、肠风下血、下牙肿痛、口内疮毒。养血荣筋，除风痹肢节俱疼；通便利水，去遍身黄胆如金。又能去本经风湿，以菖蒲为使。

## 地榆　百廿七

气微寒，味苦、甘、酸。无毒。沉也，阴也。主下部积热之血痢，止下焦不禁之月水。塞痔瘘来红，疗肠风下血。止妇人带下崩中，却小儿疳热积瘀。

## 仙茅　百廿八

气温，味辛。足少阴剂也。益肌肤，明耳目，强阳事，壮精神，久服大有奇功。惟气温，故能除心腹冷气不能食；惟味辛，故能疗腰足挛痹不能行。合气与味，又能治大人虚损劳伤、老人失溺、无子。忌牛肉、牛乳。

## 续断　百廿九

气微温，味辛、平。无毒。续筋骨调血脉，能疗跌扑损伤；消肿毒生肌肉，会理金疮痈伤；乳痈瘰疬殊功，肠风痔瘘立效。与女真实同用，缩小便频数；与淮山药同用，固精滑梦遗。犹暖子宫，能育妊孕。

## 香薷　百卅

气微温，味辛。无毒。属金与水。有彻上彻下之功，治水肿利小便甚捷。肺得之则化源清，何也？行热自下也。有拨浊回清之妙，去口臭，解烦热最佳，脾得之则郁火散，何也？降气不上也。惟其温也，似助火烁金，然辛重于温，故能益精治水，使火不得以烁金也。

## 茵陈　百卅一

气微寒，味苦、辛。阴中微阳。入足太阳经药也。治风湿寒热黄胆，及遍身发黄、小便不利。仲景茵陈栀子大黄汤治湿黄也，栀子柏皮汤治燥黄也，此二药治阳黄也。又能治阴黄者，因茵陈附子汤，大都以茵陈为君，兼佐以大黄、附子，各随寒热用之。

## 马鞭草　百卅二

气寒，味甘、苦。有小毒。主下部䘌疮，并金疮积血作疼，研末敷妙；通妇人月水，及血气成癥结瘕，生捣煎良。利小腹卒痛难当，禁久疟发热不断。绞肠沙即效，缠喉痹极灵。杀诸般疳虫，消五肿痞块。

## 海藻　百卅三

气寒，味咸、苦。无毒。治项间瘰疬，消颈下瘿囊。利水道，通癃闭。除胀满作痛，消坚结作疼。疗皮间积聚，止偏坠疝气。海带、昆布同功，大都寒能劫热，苦能泄实，咸能软坚，兹三药气寒、味咸苦，故凡荣气不从，外为痈肿坚硬不溃者，仗此可消。要各随引经药治之，则坚无不溃，肿无不消也。反甘草。

## 水萍浮芹　百卅四

气温，味辛。无毒。治时行热病，浴遍身痒疮。消水肿而利小便，去暴燥而止消渴。同艾叶发汗骤来，驱风速退。蜜丸弹大为度，面青背紫方真。采萍歌曰：天生灵草无根干，不在山弓不在岸。采伐之时七月半，紫小微风都不算。豆淋酒内下三丸，铁幞头[1]上也出汗。

## 牵牛　百卅五

气寒，味苦。属火善走。有治水肿之功，破癥瘕痃癖，除壅滞气急，通十二水道。有黑白二种，黑者属水力速，白者属金力缓，非病形与症俱实者，勿用也。以气药

① 幞（fú伏）头：古代男子用的一种头巾。

引之，则入气分，以血药引之，则入血分。气用枳壳，血用大黄，此其法也。如气药用之，必须用白术、茯苓、白芍为主，而后用牵牛为良。盖苓、术本补气药也，而有淡渗之功，兼以芍药之酸，以收真气，则泻之者，仅泻其气分之邪耳，于真气竟何损哉？如血家用之，必须当归、川芎、白芍为主，而后用牵牛为佳。盖芎、归本补血药也，而有荣养之妙，兼以芍药之敛，以固真血，则泻之者，仅泻其血分之邪耳，于真血有何伤哉？畏巴豆。

## 蒲黄　百卅六

气平，味甘。无毒。疗跌扑抑损，理风肿痈疮。女人月水不匀，非此莫调；产后儿枕，非此莫去。炒则补血而且止，生则破血而兼消。佐黄柏，君故纸，崩漏殊功；同槐花，使条芩，肠风立效。吐衄唾咯者，血热妄行也，用之立验；凝积癥瘕者，血瘀乱聚也，投之即去。

## 肉苁蓉　百卅七

气温，味甘、酸、咸。属土而有水与火。峻补精血，骤用反致动大便，脾泄者不宜用，酒洗用之。阳事不举，必须用之，不可缺也。

# 校注后记

《药鉴》篇幅短小，内容精当，是一本切合实用的中药学参考书。该著作因《中华本草》和《中药大辞典》等现代大型中药类文献未有收载，故知之甚少。

## 一、作者及成书

《药鉴》作者杜文燮，字汝和，号理所，宛陵仙源人（今属安徽省黄山市）。生卒不详，大约行医于明万历年间。杜氏一生以济世救人为己任，著述不多，足迹不远，后世鲜有人知。

本书刊行于明万历二十六年（1598），系作者深感方书“药不尝试，方不经验”之误，详考精研编著而成，以期成为“古今之明鉴”，故名为《药鉴》。

## 二、版本流传及特色

《药鉴》内容少有引及，唯《中国中医古籍总目》《中国医籍大辞典》《中国古医籍书目提要》等中医药目录学著作有所著录，但内容稍异。通过进一步调研考证，该书现存版本有二：一是明万历戊戌（1598）刻本，二是抄本。

1. 万历戊戌刻本

据实地考察，中国中医科学院藏有《药鉴》明万历戊戌刻本。该版本曾由中医古籍出版社影印出版，《中国本草全书》亦收录其影印本。

该版本外观及内容特征为：无牌记；无刻书堂号；有板框，板框宽115mm，高205mm；有边栏、界格、书口、鱼尾。行款上，共计193页：序2页，每页8行，每行字数不等，行草书写；目录7页，每页10行；正文184页，每页10行，每行23字，其中正文第21～32页、61～62页、101～104页，为后人抄配。另书尾缺页，缺香薷部分内容，及茵陈、马鞭草、海藻、水萍浮芹、牵牛、蒲黄、肉苁蓉全部内容。正文中缝记有卷号以便查检。部分正文中间有夹注，页框上边有眉注，疑为后人传阅时所加。夹注多为补充相关本草学术内容，眉注多为评述，属有感随性而注。

此外，1975年上海人民出版社铅印本《药鉴》整理者张耀卿言"余家藏有明代皖医杜文燮所编撰《药鉴》一书"，且书中附有《三编》同样的牌记，故认为该本亦为明万历戊戌刻本。但此本为个人所藏，难以考证。

2. 抄本

据实地考察，安徽中医药大学图书馆古籍部藏有《药鉴》手抄本。该版本的外观及内容特征为：书名变更为《药性鉴制》，无具体手抄时间及作者，首页除载有书名《药性鉴制》外，尚有"学古斋选本""延陵氏订"字样，有印章3枚；无板框、边栏、界格、书口、象鼻、鱼尾等。行款上，共计191页："凡"4页，万历戊戌刻本未见，疑为作者所加，内容与丸药制法有关；正文187页，每页9行，每行24字，楷体书写，行文中有别字。该抄本与明万历戊戌（1598）刻本比较，无目录，无序，正文内容大体与万历戊戌刻本一致，无明显遗缺及辅加。

## 三、内容考析

### 1. 主要内容

《药鉴》全书共2卷，卷一相当于总论，多录自金、元医家对药性理论的阐析，及对《内经》审病治则的阐发，计有“药性：寒门”“药性：热门”“药性：温门”“药性：平门”“用药分根梢”“制药资水火”“用药丸散例”“解药毒法”“用药生熟法”“药性阴阳论”“标本论”“取方之法”“各经补泻及专主泻火药”“用药之法”“引经药性”“十八反药性”“十九畏药性”“孕妇禁忌药性”“六陈药性”“五郁主病”“六气主病”“病机赋”“脉病机要”“运气诀要”“论升麻柴胡”“论升柴槟木四味同用”“论十全大补汤”诸内容；卷二精择临床常用137味药物予以诠释，继他人之说，删繁节要，并结合自己的心得体会，依次介绍药物的药性、功效、配伍、禁忌等，贴合临床，内容精要。书中内容极其丰富，汇集文献上自《内经》，下迄金元张元素、李东垣、王好古等诸家学说，既有对前贤论述之阐释，又有个人学术思想之发挥，部分论述颇为独到，特别是药性理论的阐释及药物配伍的总结，值得深入学习与研究。

### 2. 学术价值

该书学术价值主要体现在以下四个方面：

（1）对药性理论的发挥。杜氏重视中药药性理论研究，从药物气味厚薄中分辨阴阳，讲究药物升降浮沉之性，强调药物归经之说，辨识药物毒性，探讨临床配伍用药，极力推崇易水学派所倡导的药性理论，逐步将药性理论趋向统一，形成了比较完整、系统的药物性效体系，对辨证论治具有很高的指导意义。

（2）对中药炮制的总结。杜氏提出中药炮制与否，以及炮制的方法是否合理，都会影响到临床疗效。其对炮制方法进行概括性归纳，提出炮制的三分法：火制，水制，水火并制。火制有煅、炮、炙、炒四法，水制有渍、泡、洗之三法，水火并制有蒸、煮两法。其对炮制“辅料”非常重视，如酒、姜、盐、醋、童便、米泔等，这些辅料本身就具有治疗作用，体现了“以药制药”的炮制原则。杜氏在炮制方面的认识与总结，与现代临床非常相近，时至今日仍有重要价值。

（3）对药物功效的诠释。杜氏对药物功效的诠释具体体现在四个方面：一是总结药性歌括，以达执简驭繁之效。如总论中药性之“寒热温平”将244种药物的药性与功能相结合编成歌诀，易于记忆和查阅。二是善用方药配伍，阐发药物功效。杜氏在对药物进行性效诠释时，善于将药物置于常用配伍和方剂中来研究，总计配伍230余组，这是之前本草著作所不能匹敌的。三是纠正前世舛误，提出卓识见解。杜氏研习前世医书，深入思考，善于发疑，对前世之说大胆提出批评，纠正鲜误，并提出自己的见地，体现了杜氏学识渊博、刻苦钻研、遵古不拘泥于古的严谨治学态度。四是强调用药禁忌，辨证施药严谨。杜氏强调妊娠用药禁忌、配伍禁忌、服药食忌等，并开始结合具体药物增补病证禁忌，不厌谆谆，全面具体，不仅汇聚了前人的经验，而且包含个人用药心得，极具指导意义。

（4）对临床审病用药的指导。《药鉴》虽以药言书名，但除归纳本草的药性、功能、配伍炮制外，亦重临床审证治病之法，强调治疗疾病当识病、识方、识药。杜氏重视《内经》五运六气学说，阐释了“五郁主病”“六气主病”及“运气诀要”，指出“百病根源，运气为先”。另外，承叔和之说而作“脉病机要”，归纳总结病证“标本论”。本《内经》治法，于遣方用药归纳总结出“取方之法”“各经补泻”及“用药之法”。这些都是杜氏宝贵的临床经验，值得我们学习与发扬。

《药鉴》不单是一本本草学著作，亦是杜氏临床诊病用药的心得集，该书不仅对药性理论有了新的发挥，对部分药物的性效进行了较为全面的诠释，而且对临床审病治病具有指导价值。《药鉴》不但充实了本草学研究，而且可以起到加强医药并重诊疗思维的作用，对当代中医药教育与临床皆具有一定的启发意义。

# 总书目

## 医　　经

内经博议
内经提要
内经精要
医经津渡
素灵微蕴
难经直解
内经评文灵枢
内经评文素问
内经素问校证
灵素节要浅注
素问灵枢类纂约注
清儒《内经》校记五种
勿听子俗解八十一难经
黄帝内经素问详注直讲全集

## 基础理论

运气商
运气易览
医学寻源
医学阶梯
医学辨正
病机纂要
脏腑性鉴
校注病机赋
内经运气病释
松菊堂医学溯源
脏腑证治图说人镜经
脏腑图书症治要言合璧

## 伤寒金匮

伤寒考
伤寒大白
伤寒分经
伤寒正宗
伤寒寻源
伤寒折衷
伤寒经注
伤寒指归
伤寒指掌
伤寒选录
伤寒绪论
伤寒源流
伤寒撮要
伤寒缵论
医宗承启
桑韩笔语
伤寒正医录
伤寒全生集
伤寒论证辨
伤寒论纲目
伤寒论直解

伤寒论类方

伤寒论特解

伤寒论集注（徐赤）

伤寒论集注（熊寿试）

伤寒微旨论

伤寒溯源集

订正医圣全集

伤寒启蒙集稿

伤寒尚论辨似

伤寒兼证析义

张卿子伤寒论

金匮要略正义

金匮要略直解

高注金匮要略

伤寒论大方图解

伤寒论辨证广注

伤寒活人指掌图

张仲景金匮要略

伤寒六书纂要辨疑

伤寒六经辨证治法

伤寒类书活人总括

张仲景伤寒原文点精

伤寒活人指掌补注辨疑

**诊　法**

脉微

玉函经

外诊法

舌鉴辨正

医学辑要

脉义简摩

脉诀汇辨

脉学辑要

脉经直指

脉理正义

脉理存真

脉理宗经

脉镜须知

察病指南

崔真人脉诀

四诊脉鉴大全

删注脉诀规正

图注脉诀辨真

脉诀刊误集解

重订诊家直诀

人元脉影归指图说

脉诀指掌病式图说

脉学注释汇参证治

**针灸推拿**

针灸节要

针灸全生

针灸逢源

备急灸法

神灸经纶

传悟灵济录

小儿推拿广意

小儿推拿秘诀

太乙神针心法

杨敬斋针灸全书

## 本　草

药征
药鉴
药镜
本草汇
本草便
法古录
食品集
上医本草
山居本草
长沙药解
本经经释
本经疏证
本草分经
本草正义
本草汇笺
本草汇纂
本草发明
本草发挥
本草约言
本草求原
本草明览
本草详节
本草洞诠
本草真诠
本草通玄
本草集要
本草辑要
本草纂要
识病捷法
药性提要
药征续编
药性纂要
药品化义
药理近考
食物本草
食鉴本草
炮炙全书
分类草药性
本经序疏要
本经续疏证
本草经解要
青囊药性赋
分部本草妙用
本草二十四品
本草经疏辑要
本草乘雅半偈
生草药性备要
芷园臆草题药
类经证治本草
神农本草经赞
神农本经会通
神农本经校注
药性分类主治
艺林汇考饮食篇
本草纲目易知录
汤液本草经雅正
新刊药性要略大全

淑景堂改订注释寒热温平药性赋

## 方书

医便

卫生编

袖珍方

仁术便览

古方汇精

圣济总录

众妙仙方

李氏医鉴

医方丛话

医方约说

医方便览

乾坤生意

悬袖便方

救急易方

程氏释方

集古良方

摄生总论

摄生秘剖

辨症良方

活人心法（朱权）

卫生家宝方

见心斋药录

寿世简便集

医方大成论

医方考绳愆

鸡峰普济方

饲鹤亭集方

临症经验方

思济堂方书

济世碎金方

揣摩有得集

亟斋急应奇方

乾坤生意秘韫

简易普济良方

内外验方秘传

名方类证医书大全

新编南北经验医方大成

## 临证综合

医级

医悟

丹台玉案

玉机辨症

古今医诗

本草权度

弄丸心法

医林绳墨

医学碎金

医学粹精

医宗备要

医宗宝镜

医宗撮精

医经小学

医垒元戎

证治要义

松厓医径

扁鹊心书

素仙简要
慎斋遗书
折肱漫录
济众新编
丹溪心法附余
方氏脉症正宗
世医通变要法
医林绳墨大全
医林纂要探源
普济内外全书（附 增补治痧全编）
医方一盘珠全集
医林口谱六治秘书

## 温　　病

伤暑论
温证指归
瘟疫发源
医寄伏阴论
温热论笺正
温热病指南集
寒瘟条辨摘要

## 内　　科

医镜
内科摘录
证因通考
解围元薮
燥气总论
医法征验录
医略十三篇
琅嬛青囊要
医林类证集要
林氏活人录汇编
罗太无口授三法
芷园素社痎疟论疏

## 女　　科

广生编
仁寿镜
树蕙编
女科指掌
女科撮要
广嗣全诀
广嗣要语
广嗣须知
孕育玄机
妇科玉尺
妇科百辨
妇科良方
妇科备考
妇科宝案
妇科指归
求嗣指源
坤元是保
坤中之要
祈嗣真诠
种子心法
济阴近编
济阴宝筏
秘传女科

秘珍济阴
黄氏女科
女科万金方
彤园妇人科
女科百效全书
叶氏女科证治
妇科秘兰全书
宋氏女科撮要
茅氏女科秘方
节斋公胎产医案
秘传内府经验女科

## 儿　　科

婴儿论
幼科折衷
幼科指归
全幼心鉴
保婴全方
保婴撮要
活幼口议
活幼心书
小儿病源方论
幼科医学指南
痘疹活幼心法
新刻幼科百效全书
补要袖珍小儿方论
儿科推拿摘要辨症指南

## 外　　科

大河外科
外科真诠
枕藏外科
外科明隐集
外科集验方
外证医案汇编
外科百效全书
外科活人定本
外科秘授著要
疮疡经验全书
外科心法真验指掌
片石居疡科治法辑要

## 伤　　科

正骨范
接骨全书
跌打大全
全身骨图考正
伤科方书六种

## 眼　　科

目经大成
目科捷径
眼科启明
眼科要旨
眼科阐微
眼科集成
眼科纂要
银海指南
明目神验方
银海精微补

养性轩临证医案

养新堂医论读本

祝茹穹先生医印

谦益斋外科医案

太医局诸科程文格

古今医家经论汇编

莲斋医意立斋案疏

## 医　　史

医学读书志

医学读书附志

## 综　　合

元汇医镜

平法寓言

寿芝医略

杏苑生春

医林正印

医法青篇

医学五则

医学汇函

医学集成（刘仕廉）

医学集成（傅滋）

医学辩害

医经允中

医钞类编

证治合参

宝命真诠

活人心法（刘以仁）

家藏蒙筌

心印绀珠经

雪潭居医约

嵩厓尊生书

医书汇参辑成

罗氏会约医镜

罗浩医书二种

景岳全书发挥

寿身小补家藏

胡文焕医书三种

铁如意轩医书四种

脉药联珠药性食物考

汉阳叶氏丛刻医集二种